Silke Hagen-van Gent

Wer geht schon gern zum Zahnarzt?
Den Menschen auf den Zahn gefühlt

Silke Hagen-van Gent

Wer geht schon gern zum Zahnarzt?

Den Menschen auf den Zahn gefühlt

Rediroma-Verlag

Bibliografische Information der Deutschen Nationalbibliothek:
Die Deutsche Nationalbibliothek verzeichnet diese Publikation in der Deutschen Nationalbibliografie; detaillierte bibliografische Daten sind im Internet über http://portal.dnb.de abrufbar.

ISBN 978-3-98527-052-1

www.rediroma-verlag.de
10,95 Euro (D)

Dieses Buch beruht auf dem derzeitigen Stand meiner langjährigen Erfahrungen. Manche altbekannte Dinge werden neu miteinander verknüpft und neue hinzu gefügt. Die theoretischen Zusammenhänge werden in ausgesprochen bildhafter Form dargestellt, somit greifbarer und dadurch auch besser begreifbar. Für etwaige Schäden übernehmen ich, die Autorin und der Verlag keinerlei Haftung. Es ersetzt in keinster Weise eine vielleicht notwendige, therapeutische Behandlung.

Für alle
Angstpatient(inn)en,
Menschen,
die sich selber
besser verstehen
lernen wollen
und vielleicht als
Inspiration für manche
Kolleg(inn)en,
deren Personal,
Eltern
und andere Begleiter

Inhaltsverzeichnis

Vorwort 9

Wie alles bei mir begann. Oder: Warum ich diese Angst so gut nachfühlen kann. Achtung: Triggergefahr! 18

Was verursacht und verstärkt die Angst beim ZA ? 26

Mit Bildern direkt ins Herz 35

Gut zu wissen: Gefühle sind normalerweise nur wie Wellen: Sie kommen und sie gehen auch wieder! 38

Wieso, weshalb, warum?
Angeborene, lebensrettende Schutzreflexe,
„Eiskinder“ und ihre Beschützer (Avatare).......................51

Avataren die Macht entziehen. Das Ende der eigenen Ohnmacht. 74

Halten lehren und lernen – Halt geben und annehmen.....82

Zusätzliche bildhafte Werkzeuge zur Entspannung........106

Mein Grundverständnis vom inneren Kind und inneren Erwachsenen.
Möglichst ausführlich, bildhaft und einfach dargestellt. 125

Alltagsbeispiel zum inneren Zwiespalt: Endloser Kampf zwischen kaltem, hartem Erwachsenen und verletztem, innerem Kind 143

Wer hat Mut zum neuen Blickwinkel? 151

Selbsterkenntnis, Selbst-BEWUSSTSEIN und Selbsthilfe ist der Anfang jeder Veränderung 155

Besondere Mittel und Bilder für besondere

Herausforderungen...172

Den Menschen „auf den Zahn gefühlt“. Einheit von Körper und Seele...189

Nachwort: Meine Intention, mein Publikum 200

Meine Geschichte 202

Beispiele eigener, gefundener Eiskinder.........................206

Zusammenfassung 213

Besonderer Dank geht an:..220

Literaturhinweise/Quellenangaben zum Nachschlagen:.221

Vorwort

Wer kennt nicht dieses beklemmende Gefühl, wenn ein Zahnarztbesuch droht? Doch woher kommt dieses Gefühl? Habe ich Angst, dass mal wieder was kaputt ist und deshalb Schmerzen kommen könnten? Habe ich Angst vor Spritzen, den Geräuschen, den Bohrern? Kommen in mir da schlimme Erinnerungen hoch? Oder ist es vielleicht mein schlechtes Gewissen, weil die Pflege nicht wie empfohlen durchgeführt wurde? Oder schäme ich mich, weil ich lange nicht da war, und viel kaputt ist? Vielleicht ist es auch nur die Erwartungshaltung, dass der Schmerz gleichkommt. Es gibt noch viel mehr Gründe für dieses bedrückende Gefühl. Und alle Gründe sind vollkommen nachvollziehbar.
Die wenigsten Menschen kommen völlig entspannt zur Routinekontrolle, geschweige denn zu einem Füllungstermin. Das wird verständlich, wenn man die Ursachen kennt.

Von 10 Menschen gehen lt. Statistiken nur ca. 3 entspannt zum Zahnarzt (ZA),
2 haben ein komisches Gefühl, 3 haben wirklich Angst und 2 gehen vor lauter Angst gar nicht zur Kontrolle. Einer Umfrage nach würden manche sogar lieber eine Stunde in einem mit Spinnen gefüllten Raum verbringen, als zum ZA zu müssen.

Darüber spricht jedoch kaum einer freiwillig oder man versucht alles zu überspielen. Die meisten Menschen schämen sich für diese Gefühle, halten sie für unangebracht oder kindisch und versuchen sie zu unterdrücken.

Und wie viele von ihnen verstehen wirklich, warum sie sich so fühlen? Wie viele akzeptieren diese Gefühle und stehen liebevoll zu ihnen? Größtenteils sind die Menschen eher hart zu sich selbst und denken: „Ich weiß gar nicht, warum ich mich immer so anstelle und Angst habe. Ich weiß doch, dass es nicht schlimm wird und dass mein Zahnarzt nett ist!" Doch das Herz fühlt oft ganz anders.

Erst wenn mein Verstand versteht, wieso, weshalb, warum etwas so ist, wie es ist, kann der Verstand es auch ändern!

Dabei wirkt es vorab schon mal beruhigend, wenn ich mir klar mache, dass meine Gefühle oft nur mit falsch aktivierten Ur-Instinkten aus der Ur-Zeit zu tun haben:

1. maximale Wut, um bestmöglich angreifen zu können, um mich zu verteidigen,
2. maximale Angst, um bestmöglich flüchten zu können, wenn 1. nicht klappt und
3. als letzter Ausweg der Totstellreflex, wenn Angreifen oder Flüchten aussichtslos sind, um die Situation mit dem Säbelzahntiger zu überleben.

Diese vorhandenen, und z.B. beim ZA aktivierten Ur-Instinkte sind mir meist nicht mehr bewusst. Deshalb kann mein Verstand dieses Gefühl auch nicht nachvollziehen. Mein Verstand weiß ja, dass kein Säbelzahntiger in der Nähe ist und ich es auf jeden Fall überleben werde. Daher macht für ihn das Gefühl auch keinen Sinn. Mit dem Bewusstwerden dieser Ur-Instinkte ändert es sich jedoch. Ich stelle mich also nicht an, sondern es sind ganz tief geprägte Überlebensstrategien, die ich in solchen Momenten spüre.

Für all meine Gefühle gibt es einen Grund. Wenn ich den herausfinde und löse, kann sich alles ändern. Dann erst versteht der Verstand, warum es dazu kam und was er tun kann, um es zu lösen.

„Ich halte das Bewusstwerden der Ursachen und Zusammenhänge für eine wesentliche Einsicht, die jedem weiterhelfen kann, der sich ihrer bedienen möchte.“ wie Prof. Dr. Ruppert so treffend formuliert hat.

All das Gefühlschaos muss also nicht so bleiben, wie es bisher war! All das kann sich ändern! Alles, was ich verloren habe, kann ich auch wieder finden, z.B. den Mut. Und alles, was ich bekommen habe, kann ich auch wieder loswerden, z.B. die übermäßige Angst. Alles kann sich ändern, wenn ich verstanden habe, warum der Ur-Instinkt aktiviert wurde. Wenn ich mit meinem verletzten, inneren Teil Frieden geschlossen und diesen aus der Schockstarre geholt habe, wird es sich lösen. Übermäßige Angst ist NICHT angeboren! Angst kann sich auflösen bzw. gewandelt werden! Lassen Sie sich dazu einladen.

Meiner Erfahrung nach liegen diese Ursprungsauslöser bei fast allen Patienten in der Kindheit. Durch beängstigende Erlebnisse wurden die Ur-Instinkte aktiviert. Man glaubte sich in Lebensgefahr, obwohl kein Säbelzahntiger in der Nähe war. Entweder wurden Dramen in der Familie miterlebt, oder es wurden eigene traumatische Erfahrungen gemacht. Bei beiden Varianten sind Überzeugungen entstanden, wie: „Ich bin hilflos ausgeliefert!“, „Ich bin ohne Macht.“, Ich bin ganz allein!“, „Menschen tun mir immer

weh!“, „Es ist immer schrecklich!“, „Ich will lieber weg, weil ich das nicht aushalte!“ usw.
Folgen im Laufe des Lebens weitere, ähnliche, negative Erlebnisse, dann werden diese Überzeugungen immer wieder bestätigt und verstärken sie sich mehr und mehr. BIS die tiefsten Ursachen gefunden und die dazugehörigen Gefühle angenommen und gelöst werden. Bis ich verinnerliche, dass das Ursprungserlebnis schon lange vorbei ist und ich diese Situation überlebt habe.

Bei den äußeren, nur miterlebten Eindrücken konnte durch fehlenden Beistand oft überhaupt kein Ur-Vertrauen oder Grundvertrauen entstehen. Oder es ging verloren, weil man sich mit seinen Emotionen allein gelassen gefühlt hat. So kann z.B. der frühe Verlust eines Elternteils solch eine Traumatisierung verursachen. Dieses verloren gegangene Ur-Vertrauen umfasst meist viele Lebensbereiche, bei denen dieser Verlust dann spürbar ist. Betrifft der Vertrauensverlust aber nur einzelne Lebensbereiche, würde ich eher von Grundvertrauen zu bestimmten Menschen oder Situationen sprechen. Z.B. wenn die Eltern bereits Panik vor dem ZA haben und dies dem Kind schon vor dem ersten Besuch erzählen. So kann gar kein Grundvertrauen zum ZA entstehen, welches aber Voraussetzung für eine angstfreie, erste Begegnung wäre.

Bei den eigenen Erfahrungen hingegen ging es meist nicht um den Schmerz allein, sondern auch um den Umgang mit dem Schmerz und Gefühl: „Stell Dich nicht so an!“ oder „Tut doch nicht weh!“ Auch hier fühlte man sich allein gelassen und die eigenen Gefühle wurden als falsch abgespeichert. Diese Erlebnisse kann man beim ZA, bei Operationen, beim Arzt, mit Freunden, mit Familie usw. gehabt haben.

Der *fehlende Beistand* und das *Verbieten der Gefühle* wie Angst, Ohnmacht, Verzweiflung, Hilflosigkeit, u.a. ohne Ausweg hat die Kinder damals in diese innerliche Schockstarre getrieben. Augen zu und durch! So ist, wie gesagt, die Ur-Sicherheit und das Ur-Vertrauen ist dabei z.T. völlig verloren gegangen. Und genau das wird oft bei uns ZÄ spürbar.

Um in emotional belastenden Situationen zu überleben und klar zu kommen, wurden all die nicht genehmigten Gefühle, also Teile von uns, abgespalten und schockgefroren. Genau diese eingefroren Anteile, ich nenn sie: „innere Eiskinder", sitzen jedes Mal unbewusst mit auf dem Behandlungsstuhl.

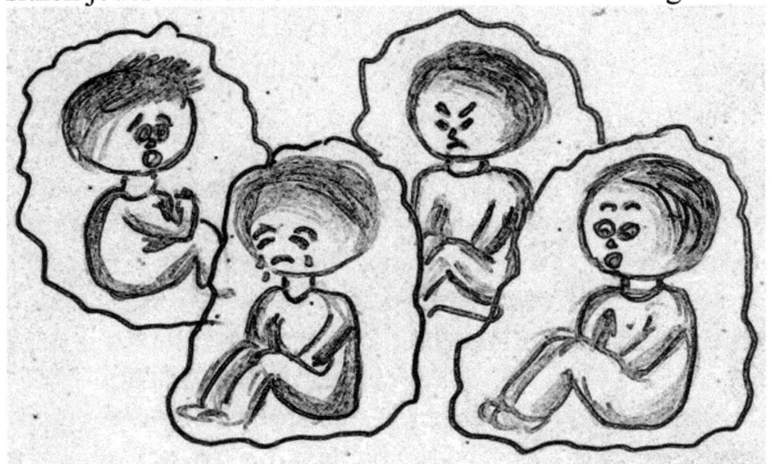

Bei manchen sind sie so übermächtig, dass sie es gar nicht zulassen, dass der Mensch es überhaupt bis zum ZA schafft.

Sie haben das Zepter in der Hand und versuchen sich mit aller Macht gegen die drohende Behandlung zu wehren. Wenn aber doch der Verstand gesiegt hat, dann wollen sie am liebsten schnell wieder flüchten und sorgen für das komische, Angst- oder Panikgefühl. Und gleichzeitig sagt der Verstand: „Das ist doch Schwachsinn, wie ich mich fühle! Ich benehme mich wie ein kleines Kind!“.
Für meinen Verstand ist es eben nur nicht bewusst nachvollziehbar, weil ich noch nie über derartige Zusammenhänge nachgedacht habe. Ich bestrafe und verurteile mich selber mit Worten wie: „Ich weiß gar nicht, warum ich mich so anstelle!“ Genauso hart, wie ursprünglich das Umfeld in der Vergangenheit mit mir als Kind umgegangen ist.

Und manchmal kommen leider solche Verurteilungen auch heute noch von außen durch Begleiter, Eltern, ZÄ, usw. immer wieder neu hinzu, was es nicht besser macht. Teufelskreislauf. Kreisverkehr. Doch wer in den Kreisverkehr hineingekommen ist, kann die Einfahrt auch wieder als Ausfahrt nutzen!

Wenn nun diese unangenehmen Gefühle hochkommen, versuchten wir bisher meist möglichst schnell gegenzusteuern, um sie nicht mehr zu spüren. D.h. wir versuchten sofort in die Ablenkung zu gehen. Das ist jedoch wieder nur eine Überlebensstrategie. Die dauerhafte Lösung liegt viel tiefer. Vielleicht funktionierten deshalb auch so viele Entspannungstherapien beim ZA leider bisher nicht so gut. Das ist vergleichbar mit Schnelllauf im Sport: wenn wir Schritt 1 auslassen und mit Schritt 2 anfangen wollen, fallen wir meist auf die Nase. Versuchen Sie mal nach Einnahme der Startposition mit dem vorderen Bein loszulaufen. Da wird jeder sagen: „Das funktioniert so nicht!“. Aber in der Gefühlswelt glauben wir komischer Weise daran, dass es funktioniert.

Bei meinen Ausführungen steht der innere Erwachsene als Stellvertreter für unseren Verstand und Kopf, d.h. für alle klaren, rationalen, kühlen, emotionslosen, pragmatischen, verantwortungsbewussten Entscheidungen und Gedanken. Das innere Kind hingegen steht für alles Emotionale, für unsere Herzentscheidungen und Bauchgefühle. In dieser Spaltung arbeiten übrigens auch unsere beiden Gehirnhälften. Fehlt die Verbindung, kann kaum ausgewogen und allumfassend gehandelt, gedacht und reagiert werden. Man ist dann entweder zu emotional oder zu nüchtern. Liegt jedoch eine beständige, stabile Zusammenarbeit vor, entwickeln wir uns zu verantwortungsbewussten Herzmenschen. Das wäre das Ziel. Wird nun aber ein emotionaler Teil verletzt und eingefroren, entwickeln wir Schutzstrategien, damit dies nie mehr vorkommt. Wir aktivieren unbewusst unsere Ur-Instinkte und überlassen ihnen oft das Zepter. Die Verbindung von Verstand und Bauchgefühl, von Kopf und Herz wird unterbrochen.

Auf all die angesprochenen Themen gehe ich noch gesondert und umfangreicher ein. Meine Erfahrung ist, je bildhafter wir die trockene Theorie darstellen und je mehr greifbare Vergleiche wir aus dem Leben finden, um so mehr gibt es eine Verbindung von klarem Verstand mit dem Herzen und dem Bauchgefühl. Deshalb möchte ich die Fantasie anregen und mit bildhaften Worten nicht greifbare

Gefühle und Gedanken greifbar machen. Oft ist es so: Nur was ich greifen kann, kann ich auch wirklich BEgreifen. Zu oft versteht der Verstand eigene Gefühle und die von anderen Menschen nicht, weil er sie weder greifen, noch begreifen kann. Und dennoch sind sie da. Genau das möchte ich ändern.

Manches mag im ersten Moment verrückt erscheinen. Doch es sind nur Werkzeuge, die zum besseren Verständnis führen sollen. Wer welche dann anwendet, übernimmt, sich passend macht oder ablehnt, darauf habe ich keinen Einfluss und es liegt nicht in meiner Verantwortung.

Generell möchte ich vorab noch betonen, dass ich weder Patient(inn)en noch Kolleg(inn)en oder Eltern, usw. verurteilen oder zu etwas überreden möchte.

Jeder gibt zu jeder Zeit an jedem Ort sein Bestes nach bestem Wissen und Gewissen. Manchmal sind uns eben gewisse Dinge nur nicht bewusst. Deshalb kommen wir um das Bewusstwerden nicht herum, wenn wir was ändern möchten. Nur so werden wir zu Menschen, die bestrebt sind, immer die beste Version ihres Selbst zu sein.

Dass dieser Blick in den Spiegel manchmal nicht schön ist und auch eigene Fehler in der Vergangenheit aufzeigt, lässt sich nicht vermeiden. Dabei geht es aber nicht um „Schuld sein" in herkömmlichem Sinn. Die wenigsten haben doch diese mitunter falschen Verhaltensweisen mit böser Absicht an den Tag gelegt! Und was heute als falsch gilt, war früher richtig. Das ist der Lauf der Dinge. Aus irgendeinem Grund

waren sie aus damaliger Sicht oft sogar für irgendetwas wichtig und nachvollziehbar.
Die Frage ist nur: Möchte ich mein Verhalten beibehalten, oder für die Zukunft was ändern? Möchte ich hinschauen und Fehler entdecken, oder lieber die Augen verschließen?

Bei der Entwicklung von Maschinen gibt es doch auch viele Fehlversuche. Machen wir uns bei Erfolg dann für die vielen vergangenen Fehlerversuche nieder? Freuen wir uns nicht einfach, dass wir endlich einen Weg gefunden haben, der funktioniert?
Nur mit uns selbst sind wir so unglaublich hart und fühlen uns oft schuldig für vergangen Fehler. Die Vergangenheit kann man jedoch nicht mehr ändern! Aber die Zukunft!

Der Einfachheit halber verwende ich eher die männliche Form, meine damit aber alle Geschlechter, und oft die ich/wir-Perspektive, da ich mich von all dem nicht ausnehme.

Und in manchen Passagen wechsle ich von der Sie- in die Du-Anrede, da es mir situationsbezogen herzlicher und weicher vorkommt. Ich hoffe, ich trete damit keinem zu nah.

Wie alles bei mir begann. Oder: Warum ich diese Angst so gut nachfühlen kann. Achtung: Triggergefahr!

Beobachterperspektive:
Ein 6-jähriges Mädchen geht tapfer und mutig ins Krankenhaus. Sie war bis dahin sehr oft krank, von einem Infekt in den anderen und deshalb sehr isoliert, behütet und beschützt aufgewachsen... Sichere, aber verlorene Zeit, die ihr zum Spielen mit anderen - zum LEBEN fehlte. Alle wollten nur ihr Bestes, deshalb war eine Mandel-Entfernung geplant. Von einer Operation wurde gesprochen, aber sie wusste nicht, was das heißt.

Sie wusste, dass man sie gesund machen wollte und war der Überzeugung, alles wird gut werden: kein ständiger Husten mit Halsweh und Fieber mehr, endlich unbeschwert bei Wind und Wetter mit Freunden spielen. Sie würde dabei schlafen, nichts mitbekommen, es wäre nicht schlimm... hatte man ihr gesagt... hatte man ihr versprochen... Mama und Papa... Alle waren sehr nett, als sie im Krankenhaus ankamen.
Sichtwechsel zu Feldperspektive:
Ich werde in ein Großraumzimmer gebracht. Viele Kinder sind schon da – vielleicht 8 oder 10. Alle sehr freundlich - das wird schon! Ich bekomme eine Spritze. Mama und Papa halten meine Hand. Ich werde etwas müde. Aber sonst ist alles noch okay. Ich bin kurz abgelenkt und plötzlich sind Mama und Papa weg... Kurz Schockstarre... Sie kommen sicher gleich wieder... Weiter atmen... Ich schaff das! Meine Augen werden schwerer... Klar denken geht auch nicht mehr richtig... Die Zeit vergeht... Ich weiß nicht

wie lange ich schon hier liege... Gefühlt ewig lange...

So richtig weiß ich nicht, was mich hier erwartet, aber hoffentlich kommen Mama und Papa rechtzeitig wieder!
WO sind sie nur?!!!

Dann wird ein Kind aus meinem Zimmer abgeholt. Nach einer Weile kommt dieses Kind schlafend zurück und das nächste wird geholt... WO sind Mama und Papa?!!!!...
Jetzt möchte ich weg hier! Zu Mama und Papa! Was passiert hier? Es wird nicht schlimm, haben sie gesagt. Genaueres weiß ich nicht, aber ich beginne zu zweifeln. Eins nach dem anderen wird abgeholt und tief schlafend wieder gebracht... Die Ersten wachen langsam auf und bluten aus ihrem Mund, sie weinen, sie schreien, sie wollen heim, aber keiner hört sie... Nur Krankenschwestern, die keine Zeit haben... Keine Eltern, die sie trösten und halten... Sie sind allein... Ich bin allein... Ich fange an zu begreifen, dass es anders ist, als sie sagten... Ich fange an, Angst zu haben... Aber ich bin zu kraftlos, um wegzurennen... Zu müde zum Weinen... Und ich sehe eins nach dem anderen zurückkommen: schlafend, blutend, weinend... Sie sind alle älter als ich... Irgendwie werde ich immer müder, kraftloser... Aber ich sehe alles! Ich bin die Letzte... Ich möchte lieber heim... Flüchten... Oder schlafen... Meine Angst schnürt mir den Hals zu... Es wird nicht schlimm, sagten sie!

Dann holen sie mich... Ich kann nicht mehr richtig denken, bin wie benebelt, mein Körper ist kraftlos, aber ich bekomme alles mit. Es geht so schnell... Sie setzten mich auf einen Stuhl, sie sperren meinen Mund mit Gewalt auf, halten meine Arme und Beine fest... Ich möchte flüchten! JETZT SOFORT! Ich will zu meiner Mama! Ich will weg hier! Ich strample wie blöd. Papa, wo bist Du? Hilf mir! Rette mich! Sie halten mich noch derber fest. Es tut so weh! Nicht in meinem Mund - dort ist alles wie tot, das macht mir nur Angst, sondern an meinen Beinen! WAS tun sie? Ich schlafe NICHT!!! Ich bin wach und doch irgendwie gelähmt... Ich versuche es zu sagen, versuche zu schreien, weil mich anscheinend keiner hört... Je mehr es weh tut und mir Angst macht, um so mehr versuche ich meine Beine zu befreien, um so fester packen sie zu... Ich bin zu klein, zu jung, um alles zu verstehen. Um zu verstehen, dass der Griff an meinen Füßen lockerer wird, wenn ich still halte... Doch genau DAS sagt mit keiner in Ruhe! Oder ich kann es vor lauter Panik nicht hören... Es wird nur geschrien: „Jetzt halt endlich still, es tut doch nicht weh!“ DOCH es TUT WEH! An den Beinen! Sie LÜGEN! ALLES LÜGEN! Ich will das sagen und schreien... Aber ich kann nicht, da mein Mund ja schon aufgesperrt ist... Ich versuche es trotzdem... Aber sie schreien wieder, ich solle endlich still halten... Und ruhig sein! Sie drehen meinem Kopf nach hinten und fangen an, mit großen Zangen etwas aus meinem Hals zu holen, alles ist voller Blut. Der Hals tut nicht weh – nur meine Beine und Arme... Der Hals macht mir nur immer mehr Angst... Ich hab das Gefühl, ich ersticke! Hilfe! Und immer wieder die Worte: „Halt still, es ist doch nicht schlimm! Es tut doch nicht weh! Halt still, wir sind gleich fertig!“ Doch es sind alles LÜGEN!!! Der Schmerz an den Füßen wird fast unerträglich... Ich kann nichts tun... Ich kann nicht flüchten... Keiner steht mir zur Seite... Keiner beruhigt mich liebevoll... Keiner streichelt mich... Keiner hält meine Hand, um mich da durch zu führen... Ich merke, wie ich anfange aufzugeben... Es hat doch eh keinen Sinn... Hilflos ausgeliefert... Ohnmächtig... Allein... Mein Körper ergibt sich... Meine Seele geht in Schockstarre... Etwas in mir wird abgespalten... Ein Teil in mir friert ein... Damit ich es irgendwie überlebe...

Als ich wieder im Zimmer bin, gehen diese Lügen weiter. „Heul nicht so laut, so weh kann das doch nicht tun!" - Doch, tut es! - „Du brauchst nicht lange hierbleiben!" - Zeit wird aber relativ, wenn etwas schrecklich ist. Ich weine auch vor Enttäuschung, vor Wut, vor Angst, vor Ohnmacht... Aber das versteht keiner – nicht mal ich selber... Auch die Aussagen: „Stell Dich nicht so an – andere haben das auch schon geschafft!" und „Heulsuse" von den anderen älteren Kindern sind wenig hilfreich.... KEINER ist da, um meine Hand zu halten... Keiner hält mich, bis meine Tränen trocknen, keiner hat Zeit oder Verständnis und die Eltern dürfen nicht rein... Ich hab innerlich aufgegeben... Ich weiß nicht, was da in mir vor geht... Wo ich mit all den Gefühlen hin soll... Was ich tun kann... Ich weiß doch noch nicht, wie man da unbeschadet durch kommt... Augen zu und durch... Einfrieren... Abspalten... Überleben... DAS war mein Weg. Und genau DAS war oft der Weg von Angstpatienten und er ist es bis heute...

Irgendwie ist es dann wohl auch vorbei gegangen... Möglichst nie wieder daran denken ... Vergessen... Zumindest die Gefühle... Für immer... Das war der UNbewusste Plan... Hat ziemlich lange funktioniert... Der Beobachter in mir wusste alles noch grob, d.h. die Bilder der Erinnerung waren noch da, aber die Gefühle waren eingefroren, da sie sich damals schrecklich und lebensbedrohlich für mich angefühlt haben. Wichtige Überlebensstrategie. Ur-Instinkte. Da Angreifen und Flüchten keine Optionen waren, blieb nur die innere Schockstarre. Ein inneres Eiskind ist entstanden.

Vielleicht spüren Sie ja gerade auch einen Teil in sich, der sagt: "Ja genau! So ähnlich habe ich mich damals auch gefühlt." und das glaub ich Ihnen gern. Es fühlt sich vielleicht gerade nicht schön an, aber eben das ist heilsam. Einfrieren war in dieser Situation völlig richtig und hat dazu geführt, dass Sie und ich diese Situationen überstanden haben. Vielleicht waren Sie wie ich damals ein kleines Kind, welches keine Ahnung hatte, was da in ihm abgeht. Und da weder Angreifen noch Flüchten eine Option war, blieb uns nur die innere Schockstarre. Und genau dieser eingefrorene Anteil ist jetzt wieder spürbar. Ein Eiskind möchte endlich erlöst und in den Arm genommen werden.

Man kann sicher leichter mitfühlend sein, wenn man selber solche Gefühle kennt und diese auch in ihrer Größe bewusst wahr- und annimmt. Wenn mir selber der Zugang zu diesen Gefühlen verloren gegangen ist, wird es schwieriger, mit anderen mitzufühlen. Die Auslöser, Erlebnisse oder Trigger mögen verschieden sein, doch die ausgelösten Gefühle sind meist gleich. Wir sollten auch nie die Schwere der Erlebnisse und die Berechtigung der Gefühle anderer beurteilen, da alle immer nur aus dem heraus empfinden können, was sie selbst erlebt haben. Erlebe ich etwas noch Schlimmeres, werden mir die bisher erlebten schlimmen

Dinge, manchmal wie der reinste Witz vorkommen. Wir vergessen leider nur allzu gern und schnell, dass es dennoch für uns in dem Moment gefühlt dramatisch war... Vergessen, um zu überleben. Vergessen, weil wir es so gelernt haben.

So ist für eine Mama der erste hohe Fieberschub des Babys gefühlt lebensbedrohlich.
Eine Mama hingegen, deren Kind Krebs hat, würde sich vielleicht wünschen, dass ihr Kind „nur“ hohes Fieber hätte. Das Gefühl der Todesangst ist aber bei beiden Mamas in den jeweiligen Momenten nachvollziehbar. Auch wenn unser Verstand geneigt ist, beides gefühlsmäßig „nicht vergleichen zu können“, da er einen Grund für schlimmer hält. So kann je nach Sensibilität für manche auch eine vermeintlich kleine Ursache eine große emotionale Reaktion verursachen. Alles ist möglich und nachvollziehbar.
Erst durch meine Arbeit als Zahnärztin fing ich an, Zusammenhänge zu verstehen und meine Arbeit an dem Buch ließ einige wenige tiefere Erinnerungen auftauchten... Bruchstückhaft... Bis zu meiner eigenen Weisheitszahn OP.

Plötzlich war alles wieder da: der stechende Schmerz im Hals genau an der gleichen Stelle wie früher, und auch die dazugehörigen Gefühle, die Ohnmacht, die Tränen...

Da hab ich erst richtig angefangen zu verstehen, wie es sich anfühlt, wenn ein Trigger ein eingefrorenes Gefühl plötzlich auftauen und aufbrechen lässt. Schockgefrorene Eiskinder in uns, um damals zu überleben. Jahrelang erfolgreich verdrängt, immer mal wieder spürbar in Form

von diesem komischen Gefühl im Bauch oder eben in Form einer ausgewachsenen Panikattacke. Eiskinder gut in Schubladen versteckt, bis ein Arschengel, wie Robert Betz jetzt sagen würde, eine dieser Schubladen öffnet. Bevor uns die aufbrechenden Gefühle überrollen, drücken wir sie lieber schnell wieder in die Schublade zurück, oder wir lassen sie eben ab heute bewusst mal zu. Erst dann können sie heilen. Auch wenn es sich nicht gerade schön anfühlt, sie wieder zu spüren.
Wir Mediziner sind leider oft solche Arschengel, nicht nur wir ZÄ.

Und ich denke, jeder ZA - Angstpatient findet sich in dieser Geschichte ein wenig wieder und fühlt sich vielleicht endlich mal verstanden. Und je kleiner das Kind bei dem Erlebnis war, um so lebensbedrohlicher fühlte es sich an und um so eher ist ein Teil in ihm eingefroren.
Das ist bis heute so. Schutzstrategie zum Überleben.

Wir können nun weiterhin versuchen diese Gefühle weg zu drücken und werden sie so ein Leben lang in den Schubladen behalten. Oder wir gehen mal einen ganz anderen Weg: Wir öffnen die Schubladen, misten sie aus und ändern damit alles. Wir selber können diesen Umgang mit uns selber ändern: weniger hart und verurteilend, mehr liebevoll und verständnisvoll. Und auch die Behandler, deren Assistenzen, Begleiter und Eltern können den Umgang mit anderen Kindern und Menschen ändern! Wenn wir mal ganz ehrlich zu uns selber sind: Was hilft uns selber im Krankenhaus oder beim ZA am besten? Mitgefühl und Herzenswärme oder Unverständnis und Kälte?

„Sei Du selbst die Veränderung, die Du Dir wünschst für diese Welt.“ (Mahatma Gandhi)

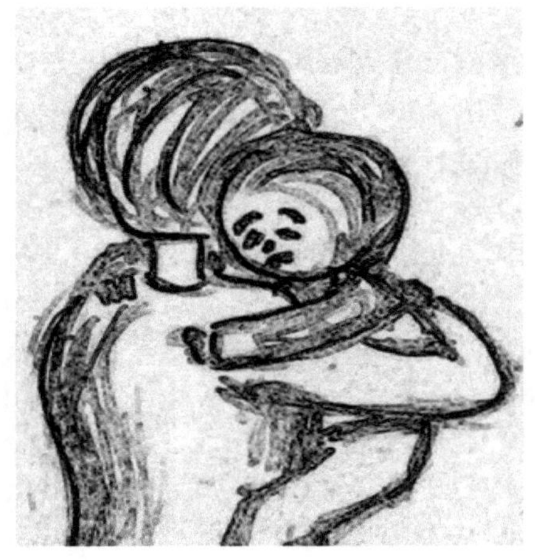

Ganz wichtig: Nachdem eine Gefühlswelle erfolgreich überstanden wurde, sich bitte den Erfolg ganz bewusst vor Augen führen und richtig stolz darauf sein! Dazu Kopf hoch, Schultern nach hinten unten, Brust raus und lächeln. DAS ist die Siegerpose, welche nachweislich das Stresshormon Cortisol runter gehen und das Dominanzhormon Testosteron nach oben schnellen lässt. Und fühle ich im Herzen, gewonnen zu haben, gehen auch die Glückshormone nach oben. Allein die äußere Ausstrahlung hinterlässt einen ganz anderen Eindruck und wenig Spielraum, mich als Opfer sehen zu wollen. Nähere Ausführungen dazu finden Sie in Büchern und Videos von Amy Caddy.

Je mehr beteiligten Menschen dies bewusst wird, um so schneller wird sich was ändern und lösen.

Was verursacht und verstärkt die Angst beim ZA ?

Angstauslöser können Geräusche, Schmerzen, Gerüche, Worte, Gesten, allein das Hinlegen und Licht einstellen, Abdrucknahmen, zu viel Wasser im Mund, Erstickungsgefühl, Würgereiz, Geschmäcker, weiße Kleidung, das Dröhnen im Kopf beim Bohren, Schamgefühle und vieles mehr sein. Die meisten Menschen äußern die Angst vor dem Schmerz als Hauptursache. Wäre das wirklich der einzige Grund, müssten die Patienten völlig entspannt sein, sobald die Betäubung wirkt. Sind sie aber oft nicht. Daher ist die Angst meist vielschichtiger. Der Schmerz ist nur eben für sie am leichtesten greifbar und aus der Erinnerung der Kindheit noch am stärksten. Meiner Erfahrung nach ist der Schmerz jedoch eher zweitrangig, denn Kinder können Schmerzen ziemlich gut ertragen, wenn sie nur wollen, bzw. es akzeptieren. Und wenn sie verstehen, warum es nicht anders geht bzw. es sonst nur noch schlimmer wird!

Dazu ein Beispiel aus dem Leben:
Wird ein Kind *gezwungen*, Roller fahren zu lernen, so wird es jedes Mal unglaublich schreien, wenn es sich dabei weh tut. Mit: „Ihr seid schuld!“ wird es seinen Schmerz in unsere Verantwortung geben. Vielleicht wird es sich sogar irgendwann komplett gegen das Rollerfahren *sträuben*. Jedenfalls wird es sicher nicht mit Freude und Leichtigkeit Spaß daran haben. Zumindest so lange es uns nicht vergeben hat. Wenn überhaupt, wird es das Rollerfahren dann als „nützliche, ewige Qual“ akzeptieren. Wir Erwachsenen waren gefühlt Schuld an seinem Schmerz, und es selber war ohnmächtig hilflos ausgeliefert.

Will das Kind hingegen auf jeden Fall Roller fahren lernen, weil es dadurch ein Gefühl der Freiheit und Unabhängigkeit bekommt, ist es ihm egal, wie oft es auf die Knie fällt und dabei Schmerzen hat. Es übt und übt, lässt sich helfen und beißt die Zähne zusammen, wenn es weh tut.
Bis es sein Ziel erreicht hat und Roller fahren kann.

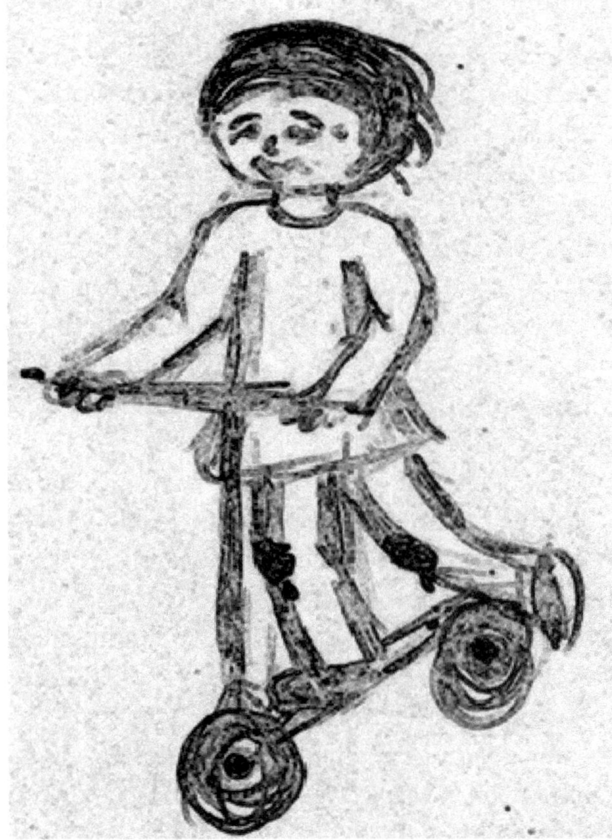

Wo ein Wille ist, ist auch ein Weg! EGAL, ob es weh tut!

Zurück zu der Zahnbehandlung.
Ich stelle es hier bewusst extrem dar, um die gefühlte Dra-

matik spürbar zu machen.
Schauen wir mal ganz nüchtern von außen als Beobachter auf eine Situation drauf. Dann wird uns vielleicht klarer, was wir ZÄ, aber auch Ärzte und Eltern u.U. mit Worten und Gesten auslösen können, wenn uns diese Dinge eben UNbewusst sind:

Da liegt ein Kind, welches nicht versteht, was und warum das passiert. Es fühlt sich hilflos, ausgeliefert, ohnmächtig, voller Angst und wird womöglich noch festgehalten. Dann kommt ein kräftiger, fremder, großer Mensch, fügt dem Kind Schmerzen in einem Intimbereich zu und lässt dabei ungeduldig Worte fallen wie: „Jetzt stell dich nicht so an! Heul nicht so rum! Mach einfach den Mund auf und halt still – ich bin gleich fertig! Es ist doch alles nur zu Deinem Besten, ich meine es nur gut mit Dir!“ und im Anschluss: „Siehst Du. War doch nicht so schlimm!“ *Ohne dem Kind Raum für eigene Empfindungen* zu lassen.

Allein diese Darstellung lässt nicht sofort eindeutig erkennen, ob es sich um eine orale Vergewaltigung oder einen Zahnarztbesuch handelt... Und genau so ähnlich fühlt sich ein Kind oft, wenn es eine heftige Behandlung mit o.g. Worten war. Früher kam das in der Kriegs- und Nachkriegszeit leider sehr häufig vor und z.T. wurde es auch von der Folgegenerationen noch übernommen. Unsere heutigen Rentner sind die von damals immer noch traumatisierten Menschen. Es hieß zu oft: „Stell Dich nicht so an!“
Wenn die Begleitpersonen und der ZA damals diese gefühlte Dramatik bei dem Kind anschließend nicht so wahrgenommen haben, kam es eben wie gesagt zu diesem Einfrie-

ren als einzigste Option und das gleiche Verhaltensmuster wurde an folgende Generationen weitergegeben. Harte Kälte. Unverständnis. Dieses Verständnis fehlte bis zum Ende des zwanzigsten Jahrhunderts zum Teil noch völlig und manchmal leider auch heute noch. Ebenso hatte man Angst vor ehrlicher Reflektion und Bewusstwerden.
Deshalb sind so viele, besonders ältere Menschen so unglaublich dankbar, wenn wir sie auch mal sanft über Wange, Nase oder Rücken streichen, wenn es zu heftig ist. Beim Abdruck oder bei sehr unangenehmen Behandlungen über den Nasenrücken zu streichen, bewirkt bei allen oft wahre Wunder. Und wenn die Patienten anschließend noch gelobt werden, weil sie so tapfer waren, gehen sie strahlend heim.

Darf sich nicht jeder auch mal anstellen? Darf ich nicht auch mal schwach sein? Wer sagt denn, dass ich mich dafür schämen muss? Schwieriger wird es allerdings, wenn man sich jedes Mal fürchterlich anstellt. Dann geht oft die Geduld des Behandlers verloren und alles wird noch schlimmer. Wenn mein Angstgefühl trotz angebotener Hilfestellung nicht besser wird, kann ich überlegen, ob ich vielleicht Hilfe nicht annehmen kann oder will. Doch zu diesen besonderen Herausforderungen später.

Sind wir uns nun wirklich bewusst, wie wir als Erwachsene, d.h. als Eltern, Behandler, usw. mit dem jungen und erwachsenen Patienten umgehen? Sind wir uns wirklich in voller Tragweite bewusst, was unser Umgang mit ihm in ihm auslösen kann? Sicher sind nicht alle gleich und haben gleiche Erlebnisse, aber wir können vermeiden, ein neues, schlimmes Erlebnis zu erschaffen und alte Erlebnisse lösen!

Gehen wir immer auf Augenhöhe und nehmen den Schmerz und Angst im Inneren wahr und an? Und nehme ich auch selber meinen eigenen Schmerz an und gehe liebevoll mit mir um?
Sagen wir vorher zu dem Erwachsenen bzw. zu dem Kind: „Vielleicht wird es etwas unangenehm, aber ich bin bei Dir und helfe Dir.“, und anschließend z.B.: „Das war sicher unangenehm. Es ist stark und tapfer, dass Du Dich der Angst gestellt hast und es trotzdem durchgezogen hast, damit es nicht schlimmer wird! Sei einfach nur stolz auf Dich!“?
In dem Fall wird das Kind gestärkt, stolz, voller Vertrauen aus der Behandlung hinaus gehen, obwohl es weh getan hat. Und auch ein Erwachsener wird vielleicht so schon einen kleinen oder großen Teil seiner Angst verloren haben.

Oder bagatellisieren wir den Schmerz und verbieten die Angst? „Lügen“ wir vorher zum vermeintlichen Schutz: „Das tut überhaupt nicht weh!“ und sagen anschließend: „Siehst Du, war doch nicht so schlimm, oder?“, um unser Gewissen zu beruhigen? Wissen wir nicht eigentlich, dass die vorhergesagte Schmerzfreiheit eine Lüge war? Bohren oder Betäuben ist immer unangenehm und tut manchmal weh. Und das wissen wir doch alle.
Im diesem Fall wird das Kind äußerst selten sagen: „Doch, es war schlimm!“ Dafür braucht es nämlich sehr viel innere Stärke, welche ängstliche, kleine Kinder in der Regel eben noch nicht ausreichend haben. Und die meisten Kinder wollen ihre Eltern stolz und glücklich machen. Deshalb wird das Kind in dem Fall selten so ehrlich sein und sagen, was es gefühlt hat. „*Wenn die Mama meint, es war nicht*

schlimm, dann wird sie schon recht haben!“. Und *WAS macht das Kind dann mit dem eigenen Gefühl* der Enttäuschung, Angst, oder Ohnmacht, wenn es doch schlimm war?

Wieder mal einfrieren. Denn annehmen oder rauslassen war ja auch hier keine Option. Ebenso bei den Erwachsenen, da werden alte Überzeugungen nur aufgefrischt. Diese würden sich eher schämen, wenn sie zugeben müssten, dass es schlimm war.

Oder machen wir am Ende das Kind sogar nieder und *verurteilen* es: „Wie du dich wieder angestellt hast!“? Dies wäre der fatalste Weg. Er erschafft Unmengen von Eiskindern. Ja, er macht hart, um zu überleben – aber ist das wirklich sinnvoll und unser Ziel?

Daher ist wie gesagt der *Umgang vor, während und nach der Behandlung extrem grundlegend.* Falsche Versprechen, meist von Eltern, vor und während der Behandlung sind absolut tabu! Damit zerstört man nämlich Vertrauen zu allen Seiten, d.h. sowohl zu den Eltern, als auch zu den Behandlern! Wir müssen es auch nie in voller Stärke benennen, aber in abgeschwächter Form ehrlich sein. Statt „Es tut überhaupt nicht weh.“ und „Es wird extrem weh tun.“ würde ich immer die Mitte wählen und sagen: „Es kann mal unangenehm werden.“ oder „etwas zwicken, pieksen oder drücken. Aber Du schaffst das, Du bist stark und tapfer und möchtest ja gegen die Bakterien gewinnen, auch wenn Du vielleicht etwas Angst verspürst, oder nicht?“ oder etwas ähnliches.
Meist sind die Kinder dann voll dabei und ziemlich tapfer.

Will das Kind nur nicht, aber die Behandlung ist dringend nötig, dann hilft manchmal auch das Gegenteil, nämlich mit leichtem Schmunzeln oder Augenzwinkern zu sagen: „Das schaffst du doch nicht. Das glaub ich nicht. Dafür bist du wahrscheinlich noch viel zu klein".
Ja, das ist sicher etwas manipulativ, doch ich denke, hier ist es zielführend und daher zum Wohl des Kindes angebracht. Wichtig ist, das Kind irgendwie zum Zustimmen zu bewegen, um es nicht zwingen zu müssen. Und meist spüren die Kinder das auch und stimmen mit einem stolzen Grinsen dann doch zu. Hinterher haben sie natürlich ganz viel Lob verdient. Ich denke, so lernen sie auch, dass gewisse Dinge zu ihrem Wohl wichtig sind, auch wenn es sich mal unangenehm anfühlt. Der zu erwartende Schmerz ohne das Loch zu reparieren wäre sicher um ein Vielfaches schlimmer.

Ist die Angst extrem und der Wille gegen die Behandlung sehr groß, kann eine Terminverschiebung ausnahmsweise durchaus auch mal Sinn machen. Dies lasse ich mir dann aber von dem Kind in die Hand versprechen und kann es so nächstes Mal auch bei seinem Wort nehmen. Oder ich kann die Verantwortung dann den Eltern zurückgeben, wenn das Kind gefühlt von ihnen zu viel „Rückendeckung" aus eigener Angst heraus bekommt: „Wenn du nicht willst, dann musst du nicht". Dies ist grundsätzlich oft eine gute Einstellung, nur wenn es um das Kindeswohl geht, wird es fragwürdig. Bei einem vereiterten Zahn sollte nicht das Kind entscheiden dürfen, ob es die Behandlung will.

Hat jemand Angst vor einer Spritze, dann würde ich pieksen als Wort vermeiden und lieber brennen sagen. So haben wir z.B. nur schwache und starke Zaubertropfen für Kinder, welche den Zahn einschlafen lassen. Dies ist eine Salbe für die Oberfläche und anschließend die Spritze, ohne diese jedoch zu benennen. Die starken Zaubertropfen können dann eben etwas brennen. Damit die Augen nicht brennen, sollen die Augen fest zugehalten werden. Ich tropfe auch bei Erwachsenen meist erst einen Tropfen auf die Oberfläche und zähle bis drei, bevor ich richtig spritze. Bei Kindern hilft es, erst mal nur einen Tropfen rein zu spritzen, um das Brennen erträglich zu machen. Wenn es dann nach kurzer Wartezeit bei weiteren Tropfen nicht mehr brennt, dann habe ich für das Kind den besten Beweis, dass die Zaubertropfen schon wirken. Ab da ist vollstes Vertrauen gegeben. Oder bei der Lippenbändchen OP zeige ich nur einen Löffel, mit dem wir das Bändchen „wegkratzen", statt das Skalpell. Mit ausgewählten, weniger bedrohlichen Erklärungen und Handlungen die Patienten auf unsere Seite zu bekommen, das ist die Herausforderung.

Derartige Erklärungen sind auch von Eltern vorher gut anzuwenden und sind i.d.R. in speziellen Kinderpraxen schon Standard.

Liebe Eltern, Begleiter und Kolleg(inn)en: Ihre Fantasie ist gefragt! Meine Worte sind nur Ideen, die bei uns funktionieren. Finden Sie Ihre eigenen liebevollen Worte oder passen Sie meine entsprechend an.
Denn selbst wenn der Patient selber den Ausweg aus dem ewigen Kreisverkehr noch nicht entdeckt hat: wir können

ihn sichtbar machen und erschaffen so eine unglaublich gute Vertrauensbasis und verändern damit alles!

Dieser bewusstere Umgang von Erwachsenen mit Kindern betrifft ebenso die eigenen, inneren Dialoge. Es ist ganz entscheidend, wie der Verstand, also mein innerer Erwachsener mit meinem Bauchgefühl, also dem inneren Kind umgeht!
Der Kopf kann noch so oft sagen „Das tut doch nicht weh! Stell dich nicht so an!“. Wenn das Herz es nicht glaubt, wird es ein ewig währender innerer Kampf, der schon Tage vorher den Schlaf und die Kraft raubt. Kopf gegen Herz. Verstand gegen Bauchgefühl. Innerer Erwachsener gegen inneres Kind.

Mit Bildern direkt ins Herz

Wie kommen nun *Kopf und Herz in Einklang*? Wie kann das Herz am besten verstehen?

Worte sind für den Verstand gedacht und können bei Bedarf auf Durchgang geschaltet werden, also rechts rein und links wieder raus. Dann kommt nichts wirklich an bzw. nichts bleibt hängen. Dies ist oft ein Selbstschutz, der bereits in sehr jungen Jahren aktiviert wurde und dient dem Schutz eines damals verletzten Anteils. Irgendein Eiskind ist auf diese Weise wieder aktiv. Wie oft sagen wir: „Der ist bockig wie ein kleines Kind“

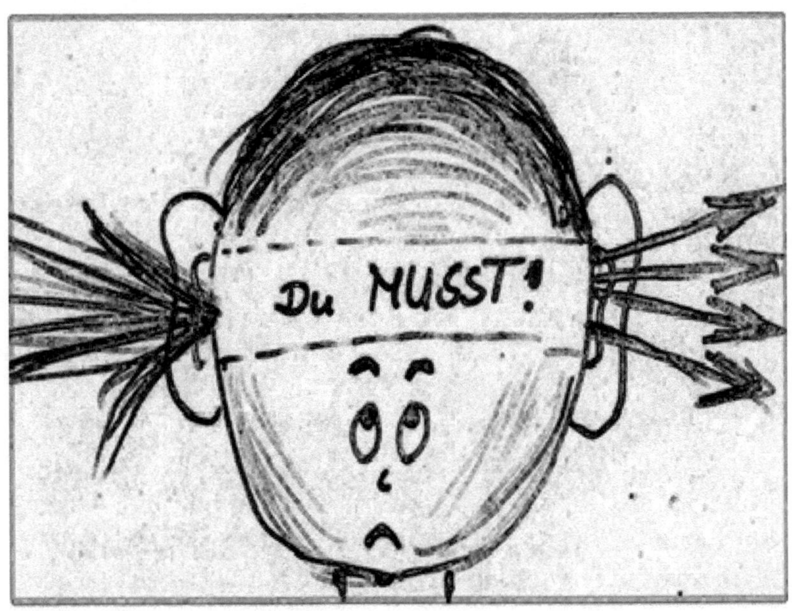

Bilder gehen jedoch zu den Augen rein und haben kein Hintertürchen. Daher bleiben sie eher drin und werden erst mal irgendwie verarbeitet. Die bildhaften Worte biegen quasi auf der Durchfahrt von Ohr zu Ohr gern zum inneren Auge ab und haben eine bessere Chance, zum Herz zu gelangen. Da Kinder generell sehr bildhaft und fantasiegeprägt sind, werden auf diese Weise eher die inneren Kinder angesprochen. Und da, wie gesagt, bei Angstpatienten immer *die inneren Kinder mit auf dem Stuhl sitzen und das Zepter haben, reagieren sie auf die bildhafte Sprache meist wesentlich besser*. So erreichen wir mittlerweile weit mehr Patienten im Herzen anstatt nur auf der Verstandesebene.

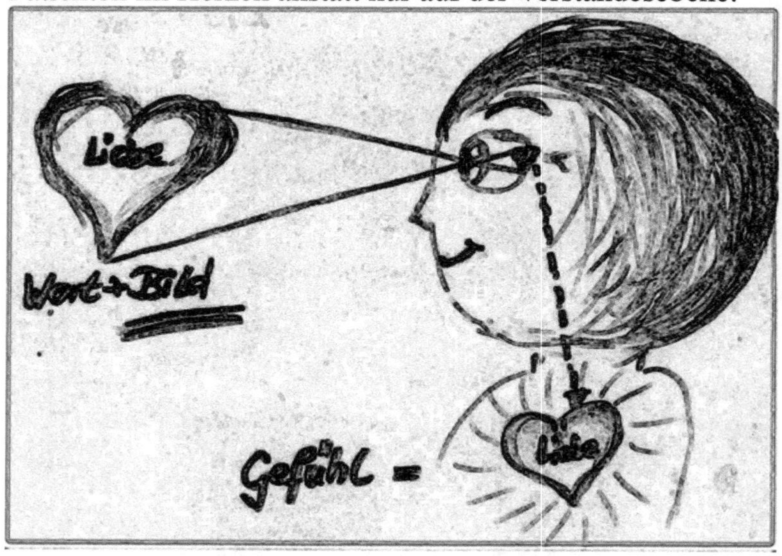

Man sagt ja, die Kommunikation sollte immer auf Augenhöhe erfolgen. Und genau das funktioniert meiner Meinung eben nicht, wenn ich die distanzierte, rationale Erwachsene bin und versuche, vernünftig mit einem emotional übersteuerten Eiskind zu reden. Dann wird immer auf Durchgang geschaltet. Das hab ich früher versucht und es hat nichts wirklich verändert. Alleingelassene Kinder haben oft Angst vor den heftigen Gefühlen. Wenn ich aber stellvertretend für den inneren Erwachsenen die hilfsbereite Erwachsene bin, die das Eiskind mit all seinen Schutzstrategien versteht, annimmt, ausfriert, wachrüttelt und ihm einen Weg zeigen möchte, ist dafür eine gemeinsame Ebene der Kommunikation notwendig. Daher ist die Bildersprache sowohl für unsere eingefrorenen, inneren Kinder, als auch für die realen Kinder so wertvoll und heilsam.

Wenn noch kein Bewusstsein für die Existenz eines eigenen inneren Erwachsenen vorliegt, braucht es manchmal eine Führung von außen, die den Kontakt zwischen dem inneren Kind und dem inneren Erwachsenen herstellt. *Dieser Erwachsene existiert in jedem Menschen.* Das ist der Anteil in uns, der andere wundervoll halten kann, mir selber allerdings den Rücken zudreht. Er darf sich nur umdrehen lernen, also nach innen richten, um mir in den meisten Situationen den Halt geben zu können, den ich gerade brauche. Natürlich wird es immer auch mal eine Situation geben, in der ich zusätzlich Halt von außen brauche. Aber wenn ich schon zu 80% selbstständig für meine Zufriedenheit sorgen kann, dann wird mein Glücksempfinden sehr unabhängig von dem Umfeld. Autonomie.

Gut zu wissen: Gefühle sind normalerweise nur wie Wellen: Sie kommen und sie gehen auch wieder!

Warum haben wir jedoch so oft Bedenken, in der Vergangenheit herum zu kramen? Oder warum ertragen wir es so schlecht, wenn Menschen von Gefühlen übermannt werden? Weil wir meist Angst haben, von den eigenen, gut eingefrorenen Emotionen überrollt zu werden und in ihnen zu ertrinken. Wenn uns keiner gezeigt hat, wie wir den Kopf einfach wieder über das Wasser bekommen, vermeiden wir natürlich lieber, in das Meer zu gehen. Daher ist das Meer ein sehr schönes Vergleichsbild für unsere Emotionen. Das Meer der eigenen Emotionen. Wir können darin ertrinken, oder wir lernen darin zu schwimmen.

Stellen wir uns mal vor, ein Erwachsener und ein Kind sind auf einer Insel. Auf dieser Insel gibt es leider keine Nahrung mehr, alles ist tot. Es gibt jedoch eine weitere Insel in Sichtweite: voller Nahrung, Leben und sauberem Trinkwasser. Das zwischen den beiden Inseln liegenden Meer ist sehr aufgewühlt und immer voller Wellen.

Der Erwachsene kann schon schwimmen, ist sich seiner Stärke bewusst und weiß, dass es machbar ist, auf die andere Insel zu kommen.

Das Kind ist jedoch noch sehr klein, hat keine Erfahrung und findet die Wellen sehr beängstigend. Es weiß und glaubt einfach nicht daran, dass eine Welle von allein wieder geht, so wie sie gekommen ist. Es glaubt nicht, dass es möglich ist, sie „aus-zuhalten“, d.h. selber die Kraft zu haben und irgendwo den *Halt* zu finden, bis sie *aus* ist. Und auch nicht daran, dass es die Wellen überleben kann.

Der Erwachsene stellt das Kind erst mal mit den Füßen ins Wasser oder es geht vielleicht sogar neugierig und mutig von ganz allein rein.
Und WAS möchte das kleine Kind am liebsten tun, wenn die erste riesengroße Welle heran rollt? Flüchten! Wieder in die Sicherheit des Strandes zurück – so schnell wie möglich! Solche Situationen haben wir doch in der Realität sicher fast alle schon mal am Strand beobachtet. Spielerisches rantasten. Je bedrohlicher eine Welle erscheint und je jünger es ist, um so ängstlicher ist das Kind. Erscheinen die Wellen zu übermächtig, würde sich das Kind lieber dazu entscheiden, auf der Insel zu bleiben und es würde verhungern, weil ihm diese Konsequenz gar nicht bewusst ist. Doch der Erwachsene weiß, dass dies die schlechteste Option ist.

Dann gibt es mindestens drei Möglichkeiten:
Erstens: der kalte Erwachsene zwingt *gefühllos mit Strenge und Härte* das Kind vom Strand aus zum Durchhalten, mit Worten wie: „Stell Dich nicht so an!“ oder vielleicht sogar: „Bist du ein elendes Weichei!“.... Vielleicht hat er das Schwimmen selber auch auf diese Weise gelernt. Dieser Erwachsene ist egoistisch

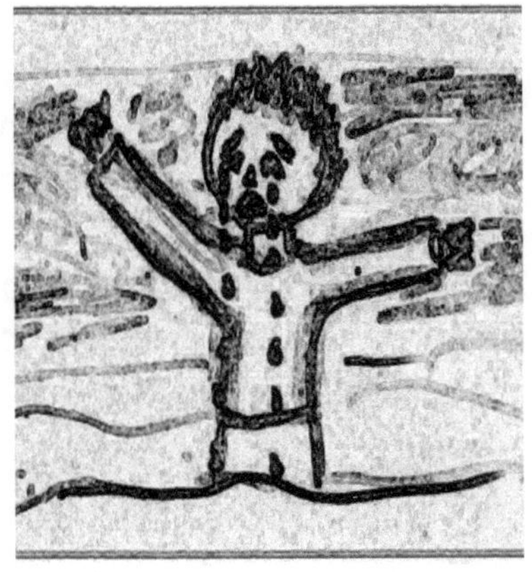

und will sich erst die Füße nass machen, wenn es sich lohnt. Er hat kein Mitgefühl und Liebe für das Kind, da er selber sehr hart aufgezogen wurde und das nie anders gelernt hat. Sein Ego war damals seine Rettung und hat ihn überleben lassen. Der Schritt in die Wellen ist auch für ihn ein Überlebenskampf und er geht ihn nur im äußersten Notfall. So ist das Kind ganz allein im Wasser. Schockstarre des Kindes bei der ersten Welle... Einfrieren... Abspalten... schon das Muster von dem Erwachsenen übernommen.

Dieses Kind wird irgendwie überleben und es letztendlich schaffen, den Kopf über Wasser zu halten und irgendwann auch schwimmen zu lernen. Aber Spaß und Freude wird es dabei nie empfinden, d.h. es lernt nur zu ÜBERLeben. Und es wird sich immer wie ein Kampf anfühlen. *Ein Kampf, zu dem das Kind gezwungen wurde.*
„Das Leben ist hart! Du musst kämpfen! Nur die Härtesten überleben!“
Über Generationen immer wieder weitergegeben. Vor Jahrtausenden entstanden, in Kriegen verstärkt, unverändert, DAMALS unbezahlbar wichtig. Überlebensnotwendig! „Härte zahlt sich aus!“
HEUTE ist das in so vielen Lebensbereichen völlig überholt und nicht mehr notwendig! Doch wir verallgemeinern zu gern solche Muster und hinterfragen sie selten.

Wir müssen mit unseren Emotionen nicht mehr allein bleiben! Wir dürfen uns Beistand und Hilfe holen! Die Zeit des Allein-gelassen-werdens ist vorbei! Es gibt viele helfende Hände!

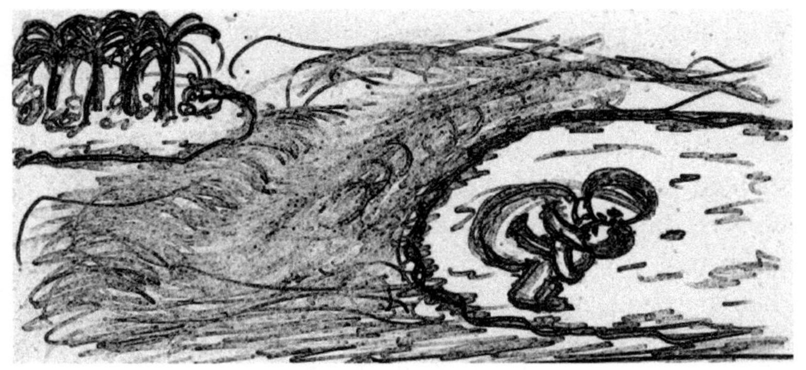

Die zweite Möglichkeit ist: *aus MitLEID, eigener Angst und Schwäche heraus dem Willen des Kindes nachzugeben,* um das Kind nicht zwingen zu müssen oder Verletzung zu riskieren. Man bleibt zusammen am Strand in vermeintlicher Sicherheit, wartet mit dem Schwimmen-lehren und riskiert, noch schwächer zu werden und gemeinsam zu verhungern. Man lässt also das Kind entscheiden bzw. die Angst gewinnen und riskiert aus Angst vor Verletzung lieber den Tod.

ODER es läuft mal ganz anders:
VOLLER MITGEFÜHL. So wie wir es am Strand meist wirklich in der Realität beobachten.
Der liebevolle Erwachsene scheut sich nicht, ebenfalls gleich mit ins Wasser zu gehen und dem Kind bei der ersten Welle liebevoll und stark die Hand zu halten. Dabei wird das Kind genügend Sicherheit SPÜREN und nach der Welle WISSEN und daran GLAUBEN, dass man die Welle gut überleben kann. Ja, anfangs braucht man oft etwas Halt von außen, um Vertrauen zu finden. Gehalten werden, bis die allererste Welle aus ist. Ist eine gewisse Grundlage an

Vertrauen geschaffen, reicht es, wenn der Erwachsene nur noch hinter dem Kind steht und es im Notfall auffangen kann. Es wird mit jeder Welle stärker und sicherer und merkt irgendwann, dass es auch ganz allein die Welle „aus-halten" kann: es findet selber den **Halt** bis sie **aus** ist. Und es wird dies voller Stolz und Freude immer wieder versuchen und mit jeder Welle stärker werden. Wie gesagt: genau diesen „Halt" MUSS das Kind aber erst mal von außen spüren. Es muss ihn **fühlen**, damit es daran **glauben** kann: *Es muss fühlen, dass es die Welle überleben wird. Es muss sich trauen, die Welle* ***anzuschauen***, um sie bestmöglich zu nehmen. Augen zu und durch würde viel gefährlicher sein. So wird es mit Freude schwimmen lernen und kaum mehr Angst vor den Wellen haben oder zumindest ein großes Vertrauen, dass es alles schaffen kann.

Im übertragenen Sinn würde die erste Insel der inneren Schwere, Leere und Traurigkeit entsprechen und die zweite Insel all der Lebendigkeit, Freiheit, Leichtigkeit, Freude usw. Dazwischen liegt das besagte Meer der Emotionen. Und wie das reale Kind glaubt auch unser inneres Kind oft nicht daran, dass es die Wellen der negativen Emotionen aus-halten kann. Es glaubt nicht, diese Welle überleben zu können, Halt von außen zu bekommen und irgendwann auch selber genug Halt zu finden, bis sie aus ist. Es hat panische Angst vor den Gefühlswellen und macht lieber die Augen zu und geht in Schockstarre. Würde es allein nach unserem unvernünftigen, ängstlichen, inneren Kind gehen, dann würde es lieber geschützt in der Sicherheit des Gefühlsgefängnisses, bzw. der Insel bleiben, und irgendwann dort verhungern, als freiwillig in dem Meer der Emotionen schwimmen zu lernen. Denn dabei könnte es ja vielleicht verletzt werden. Es vergisst dabei, dass dieses Risiko der Preis für die Freiheit ist. Die liebevolle erwachsene Führung fehlt ihm dabei völlig, mit deren Hilfe es diese Hürde nehmen könnte.

Spürt jedoch ein inneres Kind von einem inneren Erwachsenen den Halt und gewinnt so Vertrauen in sich selbst, dann wird im besten Fall aus dem Ernst des Lebens das Spiel des Lebens. Ein liebevoller innerer Erwachsener übernimmt, wenn nötig jederzeit den Schutz und die Führung des inneren Kindes und lässt ihm ansonsten maximale Freiheit.

Wo stehen wir nun? Wie gehen wir mit Gefahr und mit unseren inneren Kindern um?
Die Urzeitmenschen mussten den kompletten Focus auf dem Negativen und der Gefahr haben. Sie durften keine Gefühle zulassen, um den Säbelzahntiger zu ÜBERleben. Dieser Focus und Umgang mit Gefühlen hat sich über Jahrtausende kaum verändert, obwohl es schon lange keinen Säbelzahntiger mehr gibt. Und selbst unsere Vorfahren haben überwiegend noch auf die o.g. harte Tour schwimmen gelernt. So konnten sie uns als Kind oft diesen Halt und das Mitgefühl gar nicht geben, da sie selber nicht wussten, wie das geht und dass man trotzdem die Wellen überlebt. Sie wussten nicht, dass die MITFÜHLENDE Variante überhaupt eine Option ist und vielleicht sogar die bessere, da sie einen eher um ein Vielfaches sicherer und stärker macht.
Auf diese Weise sind viele Halt suchende Eiskinder in ganz

vielen bzw. fast allen Erwachsenen entstanden.

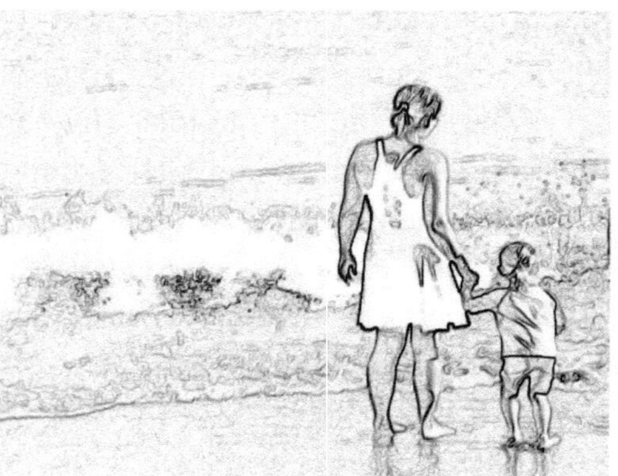

Aber auch wenn viele auf die harte Tour im Meer der Emotionen schwimmen lernen mussten, so können wir im Nachhinein die Freude daran noch wecken! Was ihnen fehlte, war NUR der Halt! Und genau diesen Halt können wir im Nachhinein selber finden und anderen geben lernen. Bei anderen stehen wir nur vorübergehend, stellvertretend zur Seite, bis sie selber den Halt und die wahre Stärke in sich gefunden haben.

DAFÜR ist es wichtig zu verinnerlichen: *je kleiner das Kind, um so mehr Halt von außen ist nötig*. D.h. je früher im Leben dem Kind der Halt bei einem Erlebnis verloren gegangen ist, um so mehr wird es sich nach Halt von außen sehnen! Und dieses unerfüllte Bedürfnis wird von Jahr zu Jahr größer werden und sich immer mehr Raum verschaffen. *Verlorene innere Kinder ohne Kontakt zu den eigenen liebevollen inneren Erwachsenen...*

Genauso wie bei Kindern, die bis ins Erwachsenenalter *komplett* gehalten wurden, ohne je selbstständig werden zu können. Sie werden sich ebenso schwertun, allein schwimmen zu lernen und ein Leben lang Halt im Außen suchen, wenn die Eltern mal weg sind.

Problematisch dabei ist, dass die Erfüllung dieses Bedürfnisses nach Halt dann oft UNbewusst an vielen Stellen im Außen gesucht und erwartet wird. Da das Umfeld mit so einer dauerhaften Aufgabe aber völlig überfordert ist, wird es früher oder später zu Enttäuschungen führen. Wenn dieser Halt dann auch wieder wegbricht, sind wir in einer Abwärtsspirale. Bis ich bereit bin, den Halt in mir selber bei meinem inneren Erwachsenen zu suchen. *Erst wenn das Eiskind bereit ist, die Augen und Ohren wieder zu öffnen, wird es den Kontakt zu dem inneren Erwachsenen aufnehmen können.*

Je liebevoller nun der innere Erwachsene handelt, um so mehr kann er gefühlvoll das innere Kind beruhigen. Je friedvoller und mutiger dann das innere Kind wird, um so liebevoller und stärker wird der innere Erwachsene. Wachstum. Reifen. Das ist die Aufwärtsspirale zu innerer Zufriedenheit, unglaublicher innerer Stärke und Lebendigkeit!
Wenn wir mal ganz ehrlich zu uns selber sind, wünschen wir uns nicht alle in beängstigenden Situationen Halt von außen?

Nur EINE Hand, die uns hält, wenn wir zu fallen drohen? Wenn uns eine Welle des Schmerzes oder der Angst umzureißen droht?
Nur eine Hand, die mal ***nicht*** *wertet, die* ***nicht*** *verurteilt, die einfach NUR da ist und bestenfalls Mut macht?*

Wäre das nicht schön? So oft halten wir andere. Und wer hält uns? Wer gibt mir mal Halt, wenn ich ihn brauche?

Wie finde ich Halt, wenn keiner da ist? Wo ist der Halt in mir? Wie finde ich ihn?

Falls Sie gerade auch die Traurigkeit und diesen Wunsch nach Halt sehr in sich spüren: Bitte lassen Sie das Gefühl mal zu und ATMEN Sie möglichst langsam. Dazu eine Hand an die Stirn und eine an den Ellenbogen. Bis die Emotionswelle vorbei ist. Weitere Techniken zum Beruhigen, gibt es im Kapitel: Halten lernen - Halt annehmen - Halt geben - Halten lehren ab S. 53, falls die Welle gerade zu heftig ist und nicht in ein paar Minuten vorüber gegangen ist. Die aufgelegten Hände lassen mich den starken Anteil, körperlich spüren. Den Erwachsenen in mir, der mir selber Halt geben kann

Da diese Verbindung von innerem Kind und innerem Erwachsenen, also von Kopf und Herz jedoch bei vielen Menschen offensichtlich noch nicht gegeben ist, ist es so heilsam, wenn wir anderen diesen Halt stellvertretend anfangs mal geben. Damit unterstützen wir das Bewusstwerden, wie schön es sich anfühlt, mal den Schmerz annehmen und zulassen zu dürfen und dabei gehalten zu werden.

Männern fällt es sicher wesentlich schwerer, dieses zuzugeben. Sie sind schließlich über Jahrtausende geprägt mit Worten wie: „Ein Junge weint nicht! Du musst immer der Starke sein! Ein Indianer kennt keinen Schmerz! Heul nicht rum wie ein Mädchen!“ usw. Und dennoch habe ich mittlerweile viele männliche Patienten, die sich inzwischen getraut haben, diese helfende Hand anzunehmen, worüber ich besonders dankbar bin.

Besser als sich weiterhin ein Leben lang allein „durchzubeißen“ und sich dabei die Zähne kaputt zu machen.
Gerade Männern wurde in der Kindheit leider oft keine Schwäche genehmigt oder sie wurden dafür verurteilt und nieder gemacht. Zum Teil wurden früher kleine Jungs bewusst extrem nieder gemacht, um bei ihnen eine entsprechende Härte zu entwickeln und eine Weichheit regelrecht auszutreiben. Was irgendwie auch erreicht wurde. Manchmal extreme Härte zu anderen, aber meist und ganz besonders zu sich selbst. Verlorene Seelen. Verloren gegangen auf der Suche nach der inneren Mitte. Verloren gegangen beim Kampf ums Überleben. Viele innere Eiskinder. Oft unfähig, zu ihren Gefühlen Zugang zu finden. Angst davor, zu ihnen zu stehen.

WIE sollten sie aber lernen, mit Angst umzugehen, also diese Welle „auszuhalten“, wenn ihnen genau das schon in der Kindheit nicht beigebracht, sondern das Fühlen z.T. regelrecht verboten wurde?

Sie schmeißen sich mit Augen zu in die Fluten, weil sie wissen, irgendwie werden sie es wohl überleben. Aber wie gesagt, Freude werden sie beim Schwimmen nicht erleben und auch vor dem Zahnarzt wollen sie möglichst schnell wieder flüchten, weil sie da ihre Schwäche zu sehr spüren. Deshalb bleiben sie gern in dem Motto: „Augen zu und durch, nur nicht viel reden!“

Diesen, meiner Meinung nach, unnötigen Kampf kann man bis zum Lebensende weiterführen, oder eben den Entschluss zu fassen, hinzuschauen und was zu ändern.

Und wenn einer der Männer sich dann mal traut darauf einzulassen, dann sind diese um so faszinierter, wenn ihnen plötzlich ein anderer, wesentlich angenehmerer Weg in den Wellen gezeigt wird, der sogar Freude bereiten kann. Sie merken, dass Schwimmen plötzlich leicht gehen kann – OHNE verbissenen Kampf – MIT Freude und Lachen.

Wird ein Kind von einem *egogesteuerten* Diktator großgezogen, kann fast nur ein neuer Diktator entstehen. Sich selbst und anderen gegenüber. Oder das Gegenteil tritt ein und es entsteht *absolut blinder Gehorsam*, ohne die Fähigkeit, selber Verantwortung für sich übernehmen zu können. Da fehlt das Ego völlig. Ein König jedoch wäre herzgesteuert.

Ich liebe die Aussage von Veit Lindau:
„Ein Diktator herrscht, ein König hütet. Wir brauchen viel mehr Könige auf dieser Welt!“

Dass diese, meine Sichtweisen nicht für jedermann passend sind, erwarte ich sogar. Dennoch lassen sich mittlerweile auch immer mehr sehr hart gesottene Menschen berühren und empfinden es plötzlich als sehr angenehm.

Jeder Mensch hat seine eigene Geschichte, seine eigenen Erlebnisse, seine eigenen Gefühle und Gedanken. Deshalb sollten wir besser NIE vergleichen oder aus eigener Erfahrung heraus BEwerten!

Je mehr wir uns darauf einlassen, die Menschen gegenüber samt ihrer Geschichte hinter der Maske kennen zu lernen, um so mehr können wir ihren Schmerz erkennen und etwas bewegen. Je mehr wir genau dazu bereit sind, um so mehr wird die Empathie Raum finden. Die unbewusste Oberflächlichkeit wird der Vergangenheit angehören, alles bekommt viel mehr Tiefe. Und genau DIESE Begegnungen werden es sein, an die wir uns am Lebensende zurück erinnern werden!

Jeder Mensch hat unterschiedliche bewusste und unbewusste Schutzstrategien, um mit Situationen klar zu kommen. Manche sind sehr hilfreich, manche jedoch sehr hinderlich für das eigene Leben. Viele Strategien sind nur in gewissen Situationen sinnvoll und lebensrettend. Wenn ich diese Schutzstrategien jedoch unbewusst im gesamten Leben eigenmächtig wüten lasse, wird vielleicht so ein massiver Schutzwall um mein Herz entstehen, dass ich damit die Macht komplett abgebe. Dadurch verbaue ich mir jedoch unbewusst ein freies, erfüllendes, fröhliches Leben.

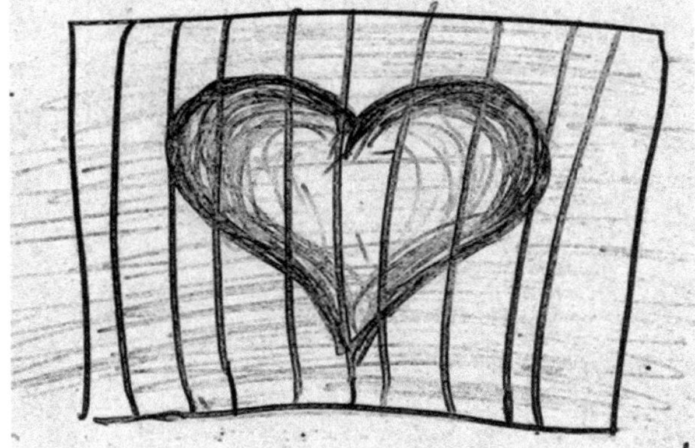

Ich erhebe keinen Anspruch darauf, dass meine Sicht der absoluten Wahrheit entspricht. Ich kann nur aus mei
ne Erfahrungen heraus erzählen und wie sich meine Sicht

entwickelt hat. Ob der eine oder andere sich in ihr wieder findet, wird sich zeigen. Wenn auch nur einer davon profitiert, er die Werkzeuge benutzen lernt und danach deutlich entspannter zum ZA geht, dann hat sich das Büchlein schon gelohnt.

Um unsere inneren Schutzstrategien noch besser kennen und verstehen zu lernen, benutze ich wieder bildhafte Beispiele aus dem Leben. Denn nur wenn wir rechtzeitig erkennen, wann und warum eine Schutzstrategie in uns aktiv wird und wann ein Eiskind oder sein Beschützer das Zepter hat, dann können wir das Zepter wieder zurückerobern. So sind wir unseren eigenen Emotionen nicht länger hilflos ausgeliefert. Wir werden wieder Herr über unsere inneren Dämonen, wie man so schön sagt. Nur wenn wir unsere inneren Anteile erkennen und ertappen lernen, können wir wieder zum Regisseur über unser eigenes Leben werden. Nur so können wir die Macht wieder zurückholen und selber für unsere Zufriedenheit auf allen Ebenen sorgen. Das ist Autonomie. Diese sollte im Gleichmaß mit Geborgenheit vorliegen. Das wäre die goldene Mitte, die Balance.

Wieso, weshalb, warum?
Angeborene, lebensrettende Schutzreflexe, „Eiskinder" und ihre Beschützer (Avatare)

Grundlegend finde ich wichtig zu wissen, dass es diese *drei Haupt-Ur-Instinkte* als angeborene Schutzreflexe mit dazugehörigen *Ur-Emotionen* gibt:

1. Die *bewusste Wut*, um maximal angreifen zu können für Essensbeschaffung oder zur Verteidigung, um den Säbelzahntiger zu erlegen und nicht zu verhungern.
2. Die *bewusste Angst*, um mit maximaler Kraft vor dem Säbelzahntiger flüchten zu können und so zu überleben.
3. Die *bewusste Schockstarre*, um als allerletzte Chance den Totstellreflex noch zu haben, wenn Flüchten oder Angreifen keine Option mehr sind. Diese Möglichkeit hat Energie gespart, um vielleicht in einem geeigneten Moment den Tiger doch noch erlegen zu können oder eine Chance auf Flucht zu bekommen.

Bei allen 3 Schutzreflexen wurden die inneren Systeme auf Maximalleistung hochgefahren: Blutdruck, Puls, Atmung, Adrenalin usw., damit ich die größte Chance auf Überleben habe. Diese hochgefahren Systeme mit den dazugehörigen Energien wurden während dem Angriff oder der Flucht quasi verbraucht und entladen. So dass dann anschließend innerliche wieder Ruhe war. Zeit zum Regenerieren und um Kraft für die nächste lebensbedrohliche Situation zu tanken. Nur durch diese Reflexe konnte die Menschheit überleben! Und die Urmenschen musste ihren gesamten

Focus auf die Gefahr und das Negative richten. Da gab es keine Zeit für „schöne Blümchen“ und Genuss.
Doch nochmal: diese Zeit ist vorbei! *Wir sind KEINE Urmenschen mehr!*

Und trotzdem sind wir *UNbewusst noch oft in genau diesen uralten Mustern gefangen.* Wir fahren in allen möglichen Situationen unsere Systeme unbewusst auf ein Maximum hoch, ohne dass Flucht oder Angriff überhaupt zur Diskussion stehen! Wir wollen zu oft zu gern ganz aus Situationen flüchten oder sie vermeiden. Oder wir wollen den Gegenüber angreifen. Beides können wir jedoch meist nicht tun. Wir genehmigen uns aber auch diese Gefühle nicht bewusst, sondern wir übergehen sie lieber oder drücken sie weg. Dafür frieren wir unbewusst Anteile ein, weil wir unbewusst befürchten, es sonst nicht zu überleben. Anstatt uns dies alles bewusst zu machen und uns in Ruhe mit dem Außen auseinander zu setzen, lassen wir die Scheuklappen auf. Wir würden sonst nämlich bemerken, dass es meist nicht mehr wirklich um das blanke Überleben geht, sondern oft nur um den Erhalt unserer Komfortzone, denn diese Reflexe starten meist schon, sobald ich nur etwas Unangenehmes oder Ungewohntes tun muss, oder wenn ich über meine Grenzen gehen will.

Aussagen wie „Stell dich nicht so an!“, „Beiß dich jetzt mal durch!“, „Augen zu und durch!“ usw. verstärken diese Aktivierung der Ur-Instinkte.

Manchmal ist diese Strategie vielleicht in einem bedrohlich wirkenden Moment sehr hilfreich, um schwierige Situationen zu meistern. Doch im Nachhinein wäre es heilsam, den in dem Moment eingefrorenen Anteil wieder auszufrosten!!!!

Oder wir trauen uns endlich mal, in einer gefühlt bedrohlichen Situation um eine kurze Auszeit oder Bedenkzeit zu bitten - also dem Fluchtreflex bewusst mal kurz Raum zu geben, damit ich wieder zu mir finde, um dann gestärkt und ruhig wieder in den Kampf ziehen zu können. „Eine Nacht darüber schlafen“. Das kennen wir doch alle und wir wissen, wie sinnvoll dies meist ist. Damit ich eben nicht aus einem Ur-Instinkt heraus überreagiere.

Wenn ich in der Urzeit auf Jagd war und plötzlich einem überdurchschnittlich aggressiven Bären gegenüberstand, war es auch ratsam, lieber erstmal zu flüchten, um in Ruhe zu entscheiden, ob ein Kampf überhaupt erfolgreich sein kann, bzw. welche Strategie mir zum Gewinn verhelfen würde. Das heißt ja nicht, dass ich mich generell drücken will, sondern in Ruhe bewusst und weise entscheide möchte, ob und wie ich es am besten überleben kann. So vermeide ich die Entstehung von neuen Eiskindern in mir.

Warum denn nicht auch in heutiger Zeit diesen Ur-Instinkten mal bewusst kurz Raum geben, sie spüren, gezielt rauslassen, also z.B. auf Toilette kurz innerlich vor Wut schreien und anschließend in eine ruhige Atmung kommen, um gestärkt ein besseres Ergebnis zu erzielen?
Besser als schlucken, aushalten, wegdrücken, einfrieren und wenn es dumm läuft, später unkontrolliert explosionsartig anzugreifen. Dann mach ich mit Sicherheit mehr ka-

putt, als was ich gewinne.

DAS ist der Unterschied! Es geht nicht darum, diese Ur-Instinkte abschaffen zu wollen. Sie werden immer wahnsinnig hilfreich sein! Es geht nur darum, diese wahrnehmen zu lernen, bewusst einzusetzen und gemäßigt abzuleiten, oder wenigstens im Nachgang wieder aufzulösen, falls Einfrieren die einzigste Option war. Damit ich in Zukunft bei gleichen Situationen gelassener bleiben kann, weil ich weiß, diesmal brauche ich diesen massiven Ur-Instinkt nicht, da ich es letztes Mal gut überlebt habe. Nächstes Mal reicht es vielleicht, wenn man schon bei einem leichten Gefühl von beginnender Angst oder Wut, gleich um eine Auszeit bittet, um wieder runter zu kommen oder gewisse „Werkzeuge“ (s. später) zu benutzen, um zu verhindern, dass der Stressfaktor ins Unermessliche hoch schießt. Sonst müsste ich vielleicht UNbewusst doch wieder einfrieren, da ich das Ausmaß des Stressfaktors anderenfalls nicht überleben würde – z.B. Herzinfarkt. Oder ich arbeite lieber schon vor und mache z.B. vor einem vermutlichen Stressgespräch gewisse Übungen zur Stärkung und Entspannung.

Dies erscheint mir wesentlich gesünder, als diese Gefühle dauerhaft eingefroren zu lassen und weg zu drücken. Ansonsten sind sie jedes Mal in ähnlichen Situationen immer wieder innerlich spürbar und wüten unkontrolliert. Dem Gefühl nach möchten wir dann immer noch maximal flüchten oder angreifen, da die Eiskinder noch nicht mitbekommen haben, dass das Ur-Erlebnis schon lange vorbei ist. Können sie ja nicht – sind ja noch in Schockstarre – Augen zu, Ohren zu, Luft angehalten – totgestellt – nicht aufnahmefähig und nicht weise reaktionsfähig.

Sind sie jedoch ausgefrostet, dann sind sie vielleicht etwas achtsamer als vorher, aber auch größer, stärker und um eine Erfahrung reicher.

Je mehr wir nun diese Ur-Instinkte UNbewusst wegdrücken, obwohl wir sie fühlen, anstatt sie bewusst aufzulösen, um so mehr stauen wir sie innerlich an. Gewaltige Energien, die nicht gemäßigt abgeleitet werden. Herzrasen, erhöhter Blutdruck, Panikgefühle, Herzinfarkt und vieles mehr sind das Ergebnis.

Doch am schwierigsten ist, dass sich diese unterdrückten Gefühle oft unbewusst auf anderen Ebenen Platz schaffen, wo sie nicht hingehören oder dann viel zu heftig, unerwartet und unangemessen aufbrechen.

*Wir dürfen sie „fühlen“, ansprechen, für uns allein rauslassen, jedoch **NICHT** an anderen **AUS**lassen!*

Wut zu verspüren oder Angst zu haben, ist VÖLLIG in Ordnung! Sie sind wichtig, um uns vor bedrohlichen Situationen zu warnen. Klein in der Hosentasche, können sie uns in die Seite zwicken, wenn es bedrohlich wird. Wenn jedoch die Wut andere verletzt, oder die Angst übermächtig wird und uns oder andere am Voranschreiten hindert, wird es schwierig, d.h. wenn ich z.B. selber vor Angst nicht loslaufen oder vor lauter Angst das Kind nicht loslassen will, wenn es laufen lernen möchte. Wenn ich diese Gefühle nur wegdrücke, werden sie mit doppelter Kraft zurückkehren. Ich werde so immer weniger „Herr meiner selbst“ und bin meinen „inneren Dämonen“ hilflos und ohnmächtig ausgeliefert. DOCH DAS LÄSST SICH ÄNDERN!

Der Schutzreflex des bewussten Einfrierens ist auch heute immer noch manchmal sinnvoll und nützlich, um Situationen zu ertragen, wenn ich mich hilflos fühle.
Dazu wieder eine Metapher aus dem realen Leben, um das Innere besser zu verstehen:
Stellen wir uns mal folgendes vor: Ein sehr kleines Kind steht allein auf einem großen freien Feld und kein Schutz ist in Sichtweite. Plötzlich kommt ein großer, aggressiv erscheinender Hund bellend auf das Kind zu gerannt.

Das Kind merkt: Der Hund ist so groß – Angreifen macht keinen Sinn und er ist so schnell – Weglaufen ist auch keine Option. WAS tut dieses Kind dann? Fast ebenso wie ein Vogel Strauss es tun würde? Es wird die Augen schließen, Ohren zuhalten, Atmen aufhören, in Schockstarre gehen und hoffen, dass der Hund vorüber rennt, ohne dass es verletzt oder getötet wird. Dann setzt sich der Hund aber vor das Kind hin, weil er eigentlich spielen will. Er ist still und wartet nur, bis sich das Kind bewegt, um dann wieder zu bellen. Woraufhin das Kind schnell wieder die Augen schließt und den Atem anhält. Das passiert vielleicht einige Male, bis das Kind verzweifelt aufgibt und endgültig in Schockstarre einfriert, wenn es nicht von außen gerettet wird. Selbst wenn der Hund inzwischen weg wäre, wird es sehr viele Kinder geben (je nach Alter und Angst), die lieber in der Situation verhungern würden, als sich nochmal zu bewegen. Sie würden sich also für den sicheren Hungertod entscheiden, um den Tod durch den Hund nicht zu riskieren. Sie würden dem Ur-Instinkt blind nachgeben, weil der Verstand noch nicht stark genug ist. Um der Gefahr nicht in die Augen blicken zu müssen, vergeben sie sich somit die einzige Chance zum Leben.

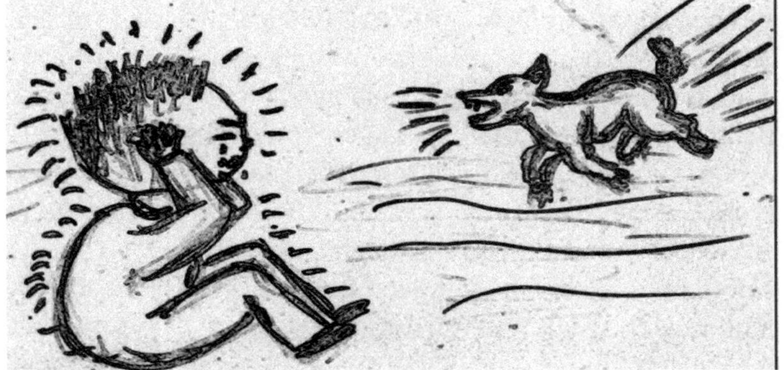

Tun dies Kinder nicht auch, wenn in einem Film etwas unerträglich ist? Dieses „Augen und Ohren zu und Schockstarre“ ist ihre einzigste Möglichkeit, die Situation zu ertragen.

Genehmige ich dem Kind z.B. genau diese Schutzreaktion nicht und mach es vielleicht sogar nieder dafür, dann passiert eben genau dieses Einfrieren innerlich. Dann ist ein Eiskind entstanden. Wenn dieses nicht erlöst wird, bleibt es ein Leben lang eingefroren. Da der eigene innere Erwachsene bei Kindern noch nicht voll entwickelt oder ihnen noch nicht bewusst ist, sind sie auf Hilfe von außen angewiesen. Egal zu welcher Zeit.
Gibt es diese Hilfe nicht, entscheiden sie sich aus Angst vor den Wellen lieber fürs Verhungern auf der Insel. Aus

Angst vor negativen Emotionen, lieber für ein Leben ganz ohne echte, ehrliche Emotionen, was einem inneren Tod gleichkommt.

Für diese in Schockstarre eingefrorenen Kinder auf dem Feld gibt es sicher viele Wege der Rettung: anschreien, wegzerren, allein lassen bis der Hunger zu stark wird und es dann hoffentlich von allein aufwacht usw.
Eine finde ich persönlich am schönsten, falls es selbst noch nicht stark genug ist, die Augen trotz Angst zu öffnen. Wenn ein liebevoller Erwachsener kommt, sich zu dem Kind herunterbeugt, es vorsichtig am Arm berührt und streichelt und leise zu ihm spricht:
„Hey mein Schatz, ich bin jetzt da für dich. Ich habe gesehen, was du erlebt hast. Es muss sich sehr beängstigend für dich angefühlt haben. ES IST VORBEI! Du hast es überlebt. Du kannst die Augen jetzt wieder auf machen. Ich beschütze dich ab jetzt! Du bist nicht mehr allein! Ich bin so froh, dich hier gefunden zu haben. Ich reiche dir jetzt meine Hand, hole dich hier raus und gehe mit dir an einen sicheren Ort, damit du erst mal wieder zur Ruhe kommen kannst.“

Genauso sollten wir mit unseren eigenen und den Eiskindern in den erwachsenen Patienten umgehen. Tun wie es für Fremde, dann sollten wir das Gespräch etwas anders beginnen: „Weißt du, es existiert ein wundervoller, hilfsbereiter Erwachsener in dir. Einer, der immer für andere da ist. Doch er dreht dir noch den Rücken zu, da er dich zu sehr im Außen sucht. Er weiß nicht, dass du hinter ihm stehst. Er hilft immer anderen und ist auf der Suche, weil er dich noch nicht gefunden hat. Und dieser liebevolle, starke Erwachsene darf sich jetzt umdrehen, und dir in die Augen schauen. Er ist jetzt da, um dich zu halten. Und er sagt jetzt zu dir: Jetzt habe ich dich endlich gefunden! Ich wusste nicht wo du bist, und ich habe dich immer und überall gesucht. Du bist doch ein Teil von mir. Ohne dich bin ich unvollkommen... " dann mit o.g. Text weiter machen.

Diese hilfsbereiten Erwachsenen dürfen wir durchaus anfangs für andere Menschen sein, wenn gefühlt ein Eiskind bei uns sitzt. BIS es ausgefrostet und bereit ist, die Augen zu öffnen, um zu erkennen, dass die Gefahr vorüber ist und es nicht jedes Mal zusammenzucken muss, wenn es ähnliche Geräusche, Gerüche oder Situationen wahrnimmt. Nur dann kann es verstehen, dass der eigene innere, liebevolle Erwachsenen schon lange existiert und für das innere Kind diese haltende Rolle einnehmen kann und möchte. So wird der Patient von uns unabhängig.

Nochmal zurück zu diesem „Einfrieren" oder Abspalten. Dies passiert, wie schon gesagt, mit einem Seelenanteil, wenn wir als Kind, Jugendlicher oder Erwachsener mit einer Situation emotional völlig überfordert sind, uns dabei keiner beisteht oder wir diese NORMALEN, GESUNDEN Gefühle der Wut, Überforderung, Schwäche, Hilflosigkeit, Ohnmacht oder Angst nicht zulassen dürfen. Dieses Gefühl, dieser Teil wird dann eingefroren und in eine Schublade gesteckt... Ein Eiskind ist entstanden.

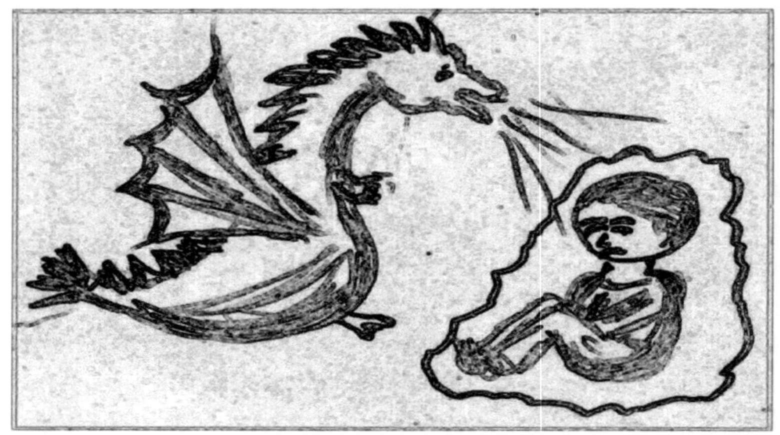

Da dieser Teil von uns nicht mehr reagieren kann, wird ein Stellvertreter als Beschützer, ich nenn ihn gern Avatar, *ein imaginärer Freund ohne eigenen Verstand aktiviert, der statt dem verletzten Kind in den Überlebens-Kampf zieht. Ein negatives, starkes Ur-Gefühl ist zum unkontrollierten Selbstläufer worden und hat ein Eigenleben entwickelt*: ohnmächtige Angst, blinde Wut, oder eisige, betäubende Härte, um die schwachen Gefühle der Ohnmacht und Hilflosigkeit, also das Eiskind zu schützen und zu überdecken. Dieses Ur-Gefühl ist jetzt allerdings ohne Verbindung zum klaren Verstand. So ein aktiver Avatar würde einem wütenden Schreikrampf und Treten des eingefrorenen Kindes auf dem Feld entsprechen: „Geh weg!", ohne dass es die Augen auf macht, wenn wir versuchen, Kontakt zu ihm aufzunehmen. Diese Schutzmechanismen wie Einfrieren, Angst oder Wut werden meist aktiviert, weil entweder Verbundenheit und Geborgenheit oder Freiheit und Selbstbestimmtheit gefehlt hat. Bei all den Eiskindern gibt es aber offensichtlich nicht nur **ein** inneres Kind, welches eingefroren wird, sondern je nach Erlebnissen ziemlich viele.

Vielleicht können wir uns daher dieses Abspalten und Einfrieren auch so vorstellen, dass wir Anfangs eine sehr große Horde innerer Kinder in uns haben, von denen im Laufe des Erwachsenwerdens ab und zu mal eins verloren geht. Es friert in einer überfordernden Situation ein und bleibt auf dem Weg zurück. Schockstarre, wie schon beschrieben. Und mit jedem abhanden gekommenem inneren Kind werden die Avatare stärker, weil sie stellvertretend deren Energie übernehmen. So werden sie im Laufe der Zeit immer mehr Raum einnehmen und mächtiger. Wir gehen weiter auf unserem Weg und merken es gar nicht. Bis im Laufe der Zeit so viele Teile von uns fehlen, dass wir merken, dass was nicht mehr stimmt. Es sind dann nur noch die verstandlosen Avatare an unserer Seite und ansonsten ist nur noch innere Leere da.

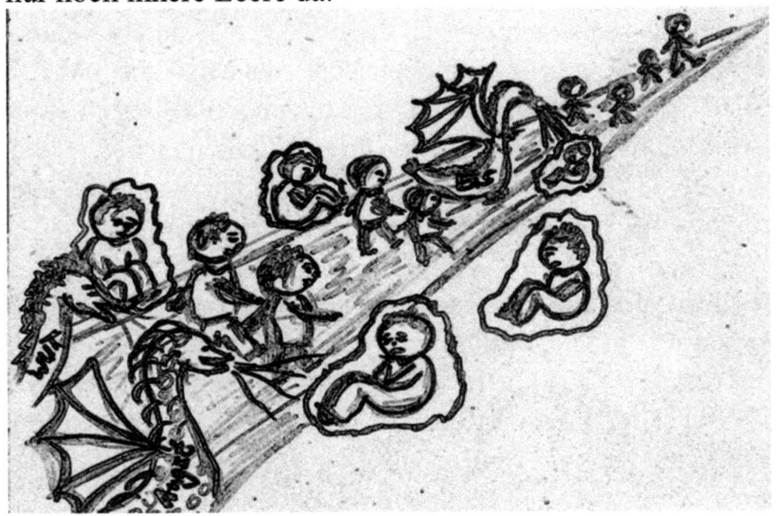

Wir fühlen uns dann, wenn wir ehrlich zu uns sind, eigentlich schon länger nicht mehr „vollkommen“ und haben öfters das Gefühl: ich bin immer schneller „außer mir“ vor Wut, vor Verzweiflung, vor Enttäuschung, vor Traurigkeit, vor Freude usw. und mache damit im Umfeld oft mehr kaputt, als mir lieb ist. Oder ich bin auf der anderen Seite völlig leer und ausgebrannt. Dann liegt es an mir allein, diese verloren gegangenen Eiskinder wieder zu mir zu holen. Eins nach dem anderen. Doch dazu muss ich nochmal bewusst in den Rückspiegel - in die Vergangenheit schauen, um die Schutzmechanismen in Form der Avatare zu entlarven und anschließend mit den befreiten Eiskindern nach vorn laufen zu können.

Jeder dieser Schutzmechanismen hat bei jedem Menschen eigene Abläufe und Ausprägungen. Die einen sind vor lauter Angst fast in Schockzuständen und kurz vor dem Kreislaufkollaps, andere reagieren übermäßig wütend auf kleinste Reize, so dass man nichts recht machen kann. ALLE BEIDE (Wut und Angst) sind nur die unkontrollierten Avatare und haben eingefrorene Anteile hinter sich, die die Wurzel des Übels ausmachen. Das sind die Anteile, die einen selber oft gefühlt die Kontrolle verlieren lassen.

Je bewusster uns wird, dass dieses Einfrieren samt seinen Avataren durchaus ein sinnvoller, angeborener Schutzreflex ist, um so schneller werden wir wieder Herr unserer Selbst. Mit der Zeit ist das alles nur ins Unterbewusstsein gerutscht und wir haben diese Ur-Instinkte nicht mehr unter Kontrolle. Sie werden zwar unbewusst ständig aktiviert, aber die maximal aufgebauten Energien werden nie bewusst abgeleitet. Unbewusst haben uns diese Schutzreflexe Kriege überleben lassen. Besonders mit dem Einfrieren sind wir in der Lage, Verletzlichkeit mit Macht wegzudrücken und abzuspalten. Das schützt uns, weil wir das Leid anders nicht ertragen könnten, weil wir das nie anders gelernt haben. Doch wenn wir das ein Leben lang immer unbewusst so weiter machen, anstatt diese massiven Energien nur in wirklich lebensbedrohlichen Situationen ganz bewusst zu aktivieren, dann blockiert uns das irgendwann unsere ganze Lebendigkeit, Leichtigkeit und Freude. Ganz oder gar nicht! Wenn die unkontrollierten Avatare die Macht übernehmen, bin ich irgendwann nicht mehr „ich selbst". Manchmal hilft bei einer Panikattacke schon, sich nur bewusst zu machen, dass gerade kein Säbelzahntiger in Sichtweite ist und dass ich mich deshalb wieder beruhigen darf.

Gerade unsere Eltern und Großeltern sind Meister im Verdrängen von Gefühlen. Es geht nur ums Vergessen von dem vielen Leid. Aus der Geschichte heraus vollkommen nachvollziehbar. Bis das Vergessen die Macht über das Leben ergreift, weil die Emotionen nie aufgelöst wurden und die so angestauten Energien innerlich alles auffressen. Vielleicht gibt es bei ihnen deshalb so viel Demenz u.a. Sie hatten keine helfenden Hände in den Wellen, es ging ums blanke Überleben: „Augen zu und durch!" Innere Schockstarre war oft der einzige Weg.

Meine Generation, deren Eltern Krieg oder Nachkriegszeit erlebt haben, hat es auch nie gelehrt bekommen, wie sie die Gefühls-Wellen aus eigener Kraft gut aushalten können, obwohl wir keinen Krieg mehr haben. Unsere Vorfahren wussten ja auch nicht, wie es geht, und sie hatten Angst, dass ihre eigenen Erlebnisse und Gefühle dadurch wieder hochkommen könnten. Deren eigene weggedrückte Gefühle waren viel zu schlimm, um sie allein verarbeiten zu können. Hilfe anzunehmen wurde als Schwäche angesehen. Und für Schwäche hat man sich damals noch viel zu sehr geschämt.

Wir haben hier aber keinen Krieg mehr und müssten heutzutage eigentlich nichts mehr abspalten und verdrängen, um überleben zu können. Trotzdem machen wir uns und anderen zu oft das Leben schwer, was kleinen Kriegen gleichkommt. Und wir bekamen oft noch gelehrt: „Das muss doch keiner wissen!“, „Jetzt schluck es mal runter!“, „Jetzt zieh nicht so ein Gesicht!“, „Heul nicht so rum!“ usw. Wir sollten negative Emotionen verdrängen, obwohl es nicht mehr überlebensnotwendig für uns war. Doch gerade weil wir das nicht fühlen durften, werden diese verdrängten, nicht genehmigten, schwachen Gefühle recht schnell wieder aufbrechen und auftauen. Wir werden z.T. mit all diesen Gefühlen regelrecht überrollt und haben keinen Plan, wie wir damit umgehen sollen, wie wir sie „aushalten“ können. Also wie wir im übertragenen Sinn unbeschadet zur anderen Insel kommen können und das noch voller Freude. Verzweiflung und Überforderung sind das Ergebnis. Burn out und Depressionen... Meine Generation. Auch finden wir oft fehlende Dankbarkeit für alles, was wir besitzen. Das ist leider auch das Resultat, wenn wir uns nicht auch mal ganz bewusst negative Gefühle gönnen dürfen. Auch wenn die Kriegsgeneration verständlicher Weise dafür keine Berechtigung sieht. Dennoch fühlt unser Herz oft anders und leidet genauso, als ob Krieg wäre. Weil wir den Krieg nicht kennen, die Gefühle aber die gleichen sind. Und das sollte völlig okay sein! Wie gesagt, ich kann im Laufe der Zeit entweder alles wegdrücken oder gar nichts. Drücke ich alles weg, entsteht irgendwann eine unglaubliche innere Leere...

Manche Menschen überspielen gekonnt diese innere Leere mit aufgesetzter Leichtigkeit und Fröhlichkeit. Dies ist dann allerdings irgendwann echt anstrengend für die Umwelt, da sie nicht authentisch ist und von Herzen kommt. Da fehlt i.d.R. das Gespür dafür, wann es genug ist und der Gegenüber eher Mitgefühl bräuchte, statt erzwungene Ablenkung. Was wiederum zu Ablehnung führt. Dies sind oft Menschen, die plötzlich freiwillig aus dem Leben scheiden. Bei denen es nie einer erwartet hätte, weil sie scheinbar immer so glücklich waren. Mehr Schein als Sein. Ist das wirklich unser Weg zur Zufriedenheit?

Und das geht schon über Generationen so! Keiner hat je gelernt, mit Emotionen richtig umzugehen und konnte es demnach auch seinen Kindern nicht entsprechend beibringen.
Es gibt keinen Grund mehr, die Wellen mit Macht und Härte zu brechen und das Leben als Kampf anzusehen! Es darf das SPIEL des Lebens werden! Auch dabei wird es immer Hürden und Fallen geben, aber die Motivation ist entscheidend, wie ich durchkomme.
WIR haben heute so viel mehr Möglichkeiten. Es gibt so viele Werkzeuge, die wir benutzen lernen dürfen. Und WIE oft, wünschen wir uns jemand, der uns liebevoll zeigt, wie es geht? Einen verständnisvollen Lehrer, einen Coach,

einen Begleiter auf dem Weg zum Bewusstwerden?

WIR haben JETZT eine Chance aus den jahrtausende alten Mustern auszubrechen!
Wir dürfen uns bewusst entscheiden, einen neuen Weg zu wählen! *MIT all unseren Gefühlen!* Was wäre, wenn die Wut oder Angst eigentlich meine Freunde wären, die mich beschützen möchten? Wenn sie durch mein „Wegdrücken“ nur der Meinung wären, dass sie ihre Aufgabe offensichtlich nicht gut genug gemacht haben? Deshalb wollen sie es nächstes Mal noch „besser“ machen und sind dadurch mit noch mehr Wucht zu spüren?

Was wäre, wenn ich sie, statt wie bisher wegzudrücken, eher liebevoll annehmen und in einen innere Dialog gehen würde? Wird so die Angst oder Wut vielleicht kleiner und passt in die Tasche? So, als ob man aus einem Ballon die Luft rauslässt und ihn auf diese Weise in die Tasche stecken kann. So hätte ich meine Angst und Wut für den Notfall dabei, aber sie verdecken mir nicht mehr meine Sicht und mein Vorankommen.

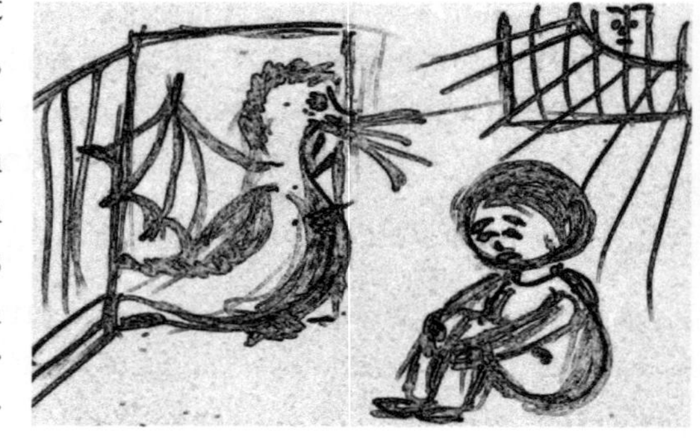

Wenn meine Angst zu übermächtig ist, ist es so, als ob mich die Angst in Form eines Monsters in der Sicherheit des Kellers gefangen hält. Ich sehe zwar durch das Fenster das bunte Leben, kann aber nie selber daran teilhaben. Wenn mir dieses allerdings bewusst wird, bekomme ich so die CHANCE eine neue Entscheidung zu treffen, oder eben nicht. ICH habe die WAHL:

Ich kann:
ENTWEDER 100 Jahre in Dunkelheit und Sicherheit im Keller „existieren“ und mich vom Monster beschützen lassen, weil das Leben viel zu viele Gefahren des Verletztwerdens der Seele oder des Körpers mit sich bringt.

ODER ich kann:
Das Monster liebevoll in den Arm nehmen lernen, auf diese Weise klein machen, damit es für alle Fälle in meine Hosentasche passt.
So kann ich es mitnehmen und ab nach draußen in die Sonne und in das Risiko. Ja, vielleicht sind es so „nur“ 80 Jahre LEBEN und lebendig sein, anstatt 100 Jahre in maximaler Sicherheit NUR zu existieren.

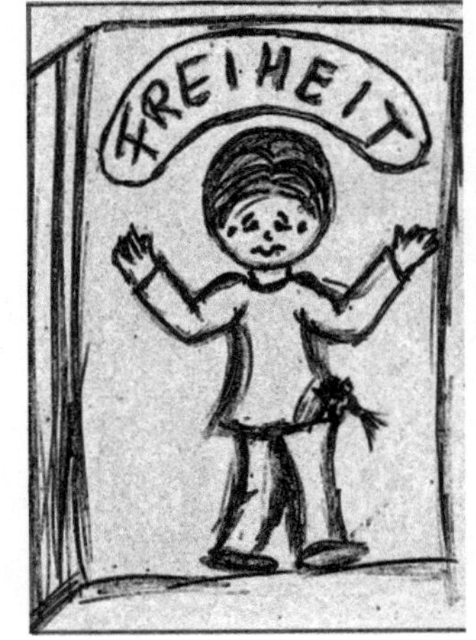

Ja, es lauern Gefahren, ja es kann verletzend werden, aber es kann auch wunderschön und genial werden.

Und DIESE Chance habe ich NUR, wenn ich mich raus in Leben traue!
Daher an alle, denen ihre Angst im Weg steht, um lebendig zu sein und ihren Weg zu gehen, die Frage:
Lieber 100 Jahre im Keller existieren oder vielleicht nur 50

aber dafür geile Jahre LEBEN?

„Lebend kommt hier eh keiner raus"! (Zitat von A. Hopkins)

Die Frage ist am Ende nur, HABE ich überhaupt wirklich gelebt? Und wäre mein altes Ich rückblickend zufrieden mit meiner heutigen Entscheidung? Würde ich jede Entscheidung genauso treffen, wenn ich wüsste, ich hab nur noch ein Jahr zu leben?
Wobei werde ich glücklicher und schaue am Ende auf ein erfülltes Leben zurück?

Leben heißt Risiko, Angst, Wut, Leid, Emotionen, aber auch Freude, Spaß, Erfüllung und LIEBE. Jeder, der z.B. ein Haustier hat und dieses über alles liebt, hat sich für die Freude UND für den Schmerz entschieden, der unvermeidbar ist, wenn der Freund eines Tages geht. Würden diese sich aus Angst vor dem Schmerz dagegen entscheiden? Die meisten sicher nicht. Da sie sonst auch die Liebe und wundervollen Momente nie erleben würden.

Nur wenn der Mensch tot ist, gibt es kein Risiko und keine Emotionen mehr für ihn!
Je BEWUSSTER ich DIESE Entscheidung erst mal treffe, und den ersten Schritt wage, um so leichter wird mir der Weg der Veränderung fallen.
Und die kleine Angst in meiner Hosentasche darf bleiben und wird mich vor gefährlichen Situationen warnen, damit ich in wirklich lebensbedrohlichen Situationen weise entscheiden kann, ob es mir das wert ist, mein Leben aufs

Spiel zu setzen (Drogen, usw.).
Ebenso die Wut. Sie ist durchaus hilfreich und gut! Die Wut kann ein wichtiger Motor, eine Kraft für Veränderungen sein, oder um Ziele zu erreichen. Lehne ich sie jedoch völlig ab und lass sie dadurch unbewusst und unkontrolliert mein Leben regieren und an anderen aus, wird sie alles zerstören, was mir lieb ist. Oder ich schaffe es vielleicht, sie komplett weg zu drücken. Dann wir mir aber jegliche Energie für das Erreichen von Zielen fehlen. So kann ich oft nicht für mich selbst einstehen und werde der angepassteste Mensch des Universums.

Trefft Eure Wahl, aber TREFFT sie bewusst und weise und seid stolz darauf!

ALL unsere Gefühle sind wichtig und gut, wenn sie maßvoll bewusst Raum bekommen! Auch die, die sich so überhaupt nicht schön anfühlen!

JEDES Gefühl – egal, ob ich es als negativ oder positiv betrachte, hat ein Recht, von mir angenommen zu werden. Je eher ich sie annehme, um so eher werden sie sich nicht mehr in den Vordergrund drängen.

Da das innere Kind symbolisch für all unsere Gefühle steht, auch hier wieder ein Bild:

Jedes ungewollte und ungeliebte Gefühl ist im übertragenen Sinn wie ein ungeliebtes Kind in der Realität, welches ich in die Besenkam-

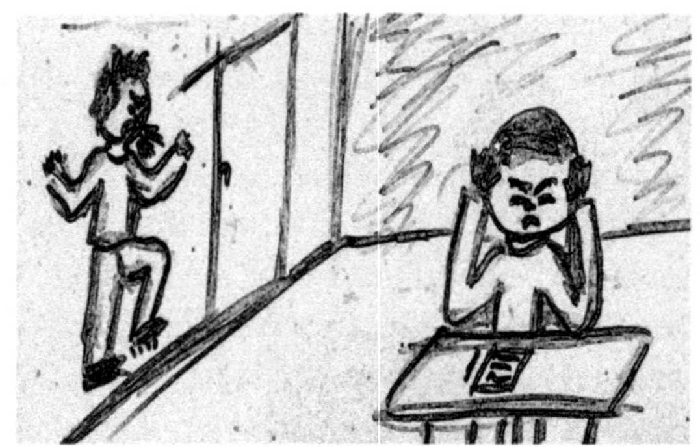

mer stelle, weil es mich vom konzentriert arbeiten abhält. Immer wenn es Gehör bekommen möchte, schick ich es wütend wieder raus. Ein paar Mal mag dies funktionieren und es lässt sich weg sperren. Irgendwann wird es aber bockig werden, raus und Gehör finden wollen. Je lauter es hinter der Tür wird, um so weniger werde ich mich konzentrieren oder ausruhen können, und um so wütender werde ich für Ruhe sorgen wollen...

Ein immer lauter werdender Kampf zwischen mir und dem ungeliebten Kind.

Innen wie außen. Außen wie innen...

Unglaublich energieraubend! Und Leben wird dadurch im Hier und Jetzt fast unmöglich. Auch Schlafstörungen sind wahrscheinlich vorprogrammiert, da der Kampf unbewusst im Inneren weiter läuft...

BIS ich in der Realität mit dem Kind WAS tun würde???

WAS wäre die schnellste, einfachste Lösung für Frieden?

Noch lauter werden? Wird nicht funktionieren. Dann wird das Kind auch noch lauter und es ist eine Abwärtsspirale zur maximalen Wut.

Das Kind töten ist KEINE Option!

Wie wäre es mit „rauslassen“ aus der Kammer und zu mir „rein lassen“, in den Arm nehmen und in Ruhe zuhören, was es zu sagen hat?

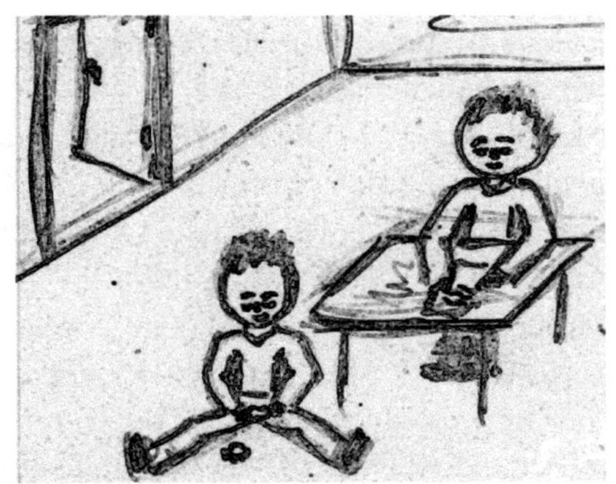

Wäre es, nachdem es sich ausgeweint und vielleicht auch mal voller Wut ausgekotzt hat, dann nicht SOFORT still und friedlich? Und würde es sich dann nicht zufrieden neben mich setzen, während ich mich endlich wieder wunderbar konzentrieren und meinen Erwachsenenkram machen könnte? Innen wie außen. Außen wie innen. NUR Ruhe im Inneren schafft auch Ruhe im Außen!
ANNEHMEN ist durchaus eine Lösung!

Wenn ich das innere Kind, also den gefühlvollen, verletzlichen Anteil in mir, wie das o.g. reale Kind annehmen lerne, heißt das nicht, dass ich mich in der Realität auf eine vergangene Entwicklungsstufe zurückbegebe! Sondern vielmehr, dass ich als Erwachsene eigentlich nur innerlich kurz zurückschaue, um das innere Kind da abzuholen, wo es stehen geblieben und eingefroren ist. Dann kann ich endlich *VOLLSTÄNDIG mit riesigen Schritten im Hier und Jetzt ankommen und GEMEINSAM mit ihm weitermachen.* Es ist so, als ob ich nur während meines Wachstums einen Teil von mir in der Vergangenheit verloren hätte.
Ich bin zwar äußerlich gewachsen, aber innere Reife und

Ruhe kommt nur mit Herzblut und genau dafür brauche ich jederzeit das innere Kind an meiner Seite präsent. Peter Maffay hat vor Jahrzehnten schon davon gesungen: „Irgendwo ganz tief in mir, bin ich ein Kind geblieben." Und genau dieses darf jetzt an die Oberfläche kommen.

Lasst uns doch alle von dem „Ernst des Lebens" wieder zurück finden zum „Spiel des Lebens". Es geht nicht ums Gewinnen des Einzelnen, sondern um ein erfüllendes Spiel miteinander! Wir sitzen doch alle im gleichen Boot und könnten so schön voneinander lernen. Wenn wir über all unsere Erfahrungen sprechen lernen würden. Über die negativen und die positiven. Natürlich gern mehr über die positiven, aber beides hat seine Berechtigung. Dann geht es nicht mehr ums ÜBERleben oder verbissen meinen Weg zu verfolgen, um das Spiel möglichst schnell und erfolgreich zu „gewinnen". Dann geht es nur noch darum, gemeinsam mit anderen tief verbunden zu LEBEN und mit ihnen zusammen möglichst viel Freude und Spaß zu haben bei allem, was wir tun. Und wenn wir dabei auch noch andere anstecken und mitnehmen, dann hat sich das Leben doch schon gelohnt.

Spielt das Spiel Eures Lebens!

„Willst Du möglichst schnell gehen, geh allein.
Willst Du möglichst weit kommen, dann geh gemeinsam." (afrikanisches Sprichwort).

Jahrhunderte lang wurde das Ego eines Großteils der

Menschheit von Minderheiten niedergeknüppelt. Es gab immer mal wieder Epochen, in denen der Wunsch nach Emotionalität aufflackerte, so z.B. in der Sturm und Drang-Zeit und in der Flower-Power-Zeit.

Ende letzten Jahrhunderts begann mit der Emanzipationsbewegung der Frauen ein Umbruch im Denken und Aufbruch zur Veränderung, weil es erst da gesellschaftlich geduldet wurde. So versuchen wir Frauen nun schon seit Jahrzehnten, mehr „nach uns selber" zu schauen. Unser aller Ego wurde gestärkt, um endlich selbstbestimmter zu werden. Nur ist dabei leider manchmal der Kontakt zu unseren Herzen verloren gegangen.

Um diesen wieder zu finden, sollten wir vom Verdrängen der Gefühle zum Annehmen und Wandeln übergehen. Dort liegt meiner Meinung nach die goldene Mitte. Die Balance zwischen Verstand und Herz:
Herzliche, ehrliche Selbstliebe statt egogesteuerter Selbstverliebtheit.

Diese Richtung findet gerade in so vielen deutschen von Männern gesungenen Pop Balladen ihren Ausdruck. Die Frauen haben schon ihre harte, männliche Seite entdeckt und die Männer sind gerade dabei, ihre weiche, weibliche zu entdecken.

Und in der goldene Mitte entwickeln sich dann immer mehr Herzmenschen.
Bei Frauen und Männern!
Wäre das nicht schön, wenn wir uns alle anstecken ließen?

Avataren die Macht entziehen. Das Ende der eigenen Ohnmacht.

Ist meine unbändige Wut oder meine ohnmächtige Angst aktiv, bin ich oft nicht mehr Herr meiner Selbst. Ich bin ihr ausgeliefert, „außer mir“ und füge so oft anderen oder mir selber Schaden zu. Wenn ich wieder klar denken kann, bereue ich das hinterher meist bitter. Dennoch kann ich sie nicht unterdrücken oder kontrollieren. Ich habe nicht wirklich Macht über meine eigenen Dämonen. Um diese Macht jedoch wieder zurück zu bekommen, gibt es verschiedene, zum Teil verrückt klingende Möglichkeiten. So kann ich es mir selber und anderen aber leichter machen und lernen, mit diesen negativen Gefühlen umzugehen. Ich lade dazu ein, sie alle mal auszuprobieren. Nur so merkt man, welches Werkzeug am besten passt und ob überhaupt eines angenommen werden kann.

Um so einen Avatar besser BEgreifbar zu machen, kann ich ihm z.B. in Gedanken eine Form geben. Die Wut, Angst und Schockstarre, also unsere 3 Avatare könnten vielleicht Drachen sein. Alle 3 sind meine Freunde und Bodyguards, die nur für mein Überleben sorgen wollen - entsprechend unseren Ur-Instinkten: um maximal angreifen, flüchten oder sich tot stellen zu können, also einzufrieren. Spüre ich jetzt den Drachen, so sollte ich ihm irgendwie seine Macht entziehen, um zu dem eingefrorenen Eiskind dahinter zu kommen. Nur wenn die Wut oder Angst weg ist, kann ich spüren, was die beiden eigentlich ausgelöst hat. Meist ist es Ohnmacht, Hilflosigkeit, fehlender Selbstwert, Einsamkeit usw.

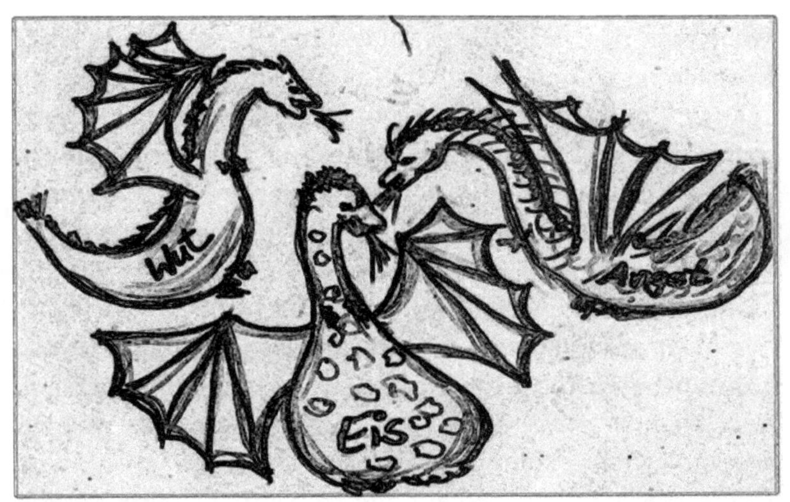

Jeder kennt das doch: wenn uns so ein Gefühl richtig überrollt, dann ist es in jeder Zelle des Körpers spürbar. So als ob sich überall ein kleiner Teil des Drachens bemerkbar macht. Wäre es dann nicht auch vorstellbar, dass diese aktivierten Ur-Gefühle in jeder Zelle gespeichert werden? Wären dann u.U. nicht auch die Erbanlagen betroffen? Wäre es dann nicht auch denkbar, dass so aktivierte Ur-Gefühle über Generationen weitergegeben werden können? Einige therapeutische Ansätze gibt es dahingehend im Bereich der Komplementärmedizin auch schon. Wollen wir das Risiko tragen, sie weiter zu geben oder lieber auflösen?

Diese Speicherungen sind wie bei einem Computer: Was einmal gespeichert wurde, kann auch wieder gelöscht werden, WENN ich mir die Mühe mache, alte, mittlerweile unsinnig gewordene Dinge nochmal hoch zu holen und auszumisten, um Platz zu schaffen für Neues.

Wenn wir nun eines dieser unbändigen Gefühle in jeder Körperzelle spüren, könnten wir sie mal ganz bewusst annehmen und kraftvoll ausatmen. Das finde ich am schnellsten und einfachsten umsetzbar und sehr effektiv. Dazu sollte ich durch die Nase *ganz tief in den Bauch einatmen, damit sich das Zwerchfell maximal dehnt und laut mit Druck durch den Mund ausatmen.* So als ob ich einen Ballon aufpusten will. Oder ich kann sie *alternativ regelrecht körperlich raus schütteln* (wie es auch Hunde z.B. tun)*, oder bewusst raus boxen, im Auto rausschreien, raus weinen* usw. anstatt sie wie sonst immer weg zu drücken. Ich kann das schon daheim vor dem Zahnarztbesuch tun, sobald dieses Gefühl spürbar wird, oder z.B. auf Toilette. Wenn ich mich für das Rauspusten entscheide, ist es noch viel effektiver, wenn ich in *Gedanken das Gefühl über den Atem in die Erde ablaufen oder die Form des Drachens vor mir entstehen lasse.* Mit jedem Ausatmen wird er vollständiger und größer, und mein Körper dafür leerer - so, *als ob ich aus jeder Zelle meines Körpers dieses Gefühl* der Wut, Angst, Traurigkeit, Ohnmacht oder Hilflosigkeit *raushole.* Wenn mein Körper sich dann nach einiger Zeit leichter anfühlt, sollte der Drache vor uns vollständig sein. Selbst wenn ich mir den Drachen nicht bildlich vorstellen kann, wird der Körper sich trotzdem leichter anfühlen, daher lohnt es sich auf jeden Fall! Ist er in Gedanken als Bild oder eben nur als Wort in meinem Kopf, wäre es gut, wenn ich in einen inneren Dialog mit ihm gehen und zu dem Drachen sagen würde:

„Danke mein Freund! Ich weiß es zu schätzen, dass Du mich nun schon seit meiner Kindheit begleitet und beschützt hast und dass Du auch all meine Vorfahren schon vor dem sicheren Tod bewahrt hast. Seit Ur-Zeiten. Ich danke Dir von ganzem Herzen dafür! Doch mittlerweile haben sich die Lebensumstände geändert. Es geht nicht mehr um das ÜBERleben von dem kleinen Kind. Ich BIN nicht mehr dieses Kind! Ich bin mittlerweile selber stark und erwachsen geworden, kann mich selbst schützen und Du stehst mir leider gerade nur im Weg. Und Du machst meinen Körper und unser Umfeld kaputt. Ich brauche Dich noch und deshalb zaubere Dich jetzt so klein, dass Du in meiner Hosentasche Platz findest. Ich tu das, damit ich Dich mitnehmen und jederzeit rausholen kann, falls es mal wirklich ums Überleben geht, und ich Dich wirklich brauche."

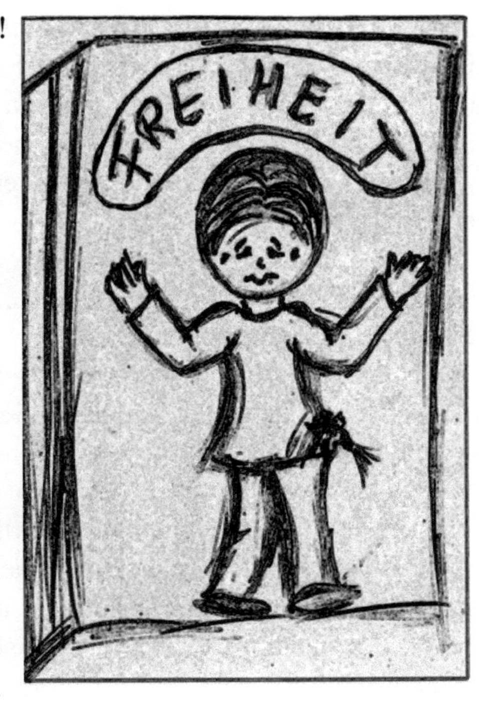

Klein zaubern geht in Gedanken z.B. mit einem Zauberstab, oder wie bei einem Schwimmtier den Stöpsel ziehen und und Luft ablassen. Dann kann ich mir die Wut oder die

Angst in Gedanken in die Hosentasche stecken, mein Eiskind ausfrosten und mit ihm in die Freiheit gehen. Das ist tausend Mal angenehmer und heilsamer als es immer weg zu drücken! Vielleicht ist es bei Ihnen ja auch ein anders Wesen, was Sie sich besser vorstellen können. Alles was geht und kommt, ist richtig.

Nur wer sich mal darauf eingelassen und es mal intensiv versucht hat, kann es beurteilen.

Nachdem nun in meinen Zellen so viel Platz frei geworden ist, sollte ich diesen mit etwas Schönem füllen, da es sich sonst schnell wie ungewohnte Leere anfühlen kann. Und „innere Leere“ ist was ganz Schreckliches! Dieses Gefühl wünsche ich wirklich keinem! Ich befürchte aber, dass es mehr Menschen haben und kennen, als wir denken. Vielleicht ist ja auch genau das mein Eiskind, welches dahinterstand. Hoffnungslos, ohnmächtig, traurig, allein, enttäuscht, verletzt, usw.... DESHALB ist es nach so einer gedanklichen Zell-Reinigung so ratsam, *in Gedanken genau dieses innere Kind an die Hand zu nehmen*. Ich sollte ihm sehr liebevoll und verständnisvoll begegnen, es ausweinen lassen und ihm danach sagen, dass ich ihm zur Seite stehe und es nie wieder allein ist. Dass ich, die Erwachsene entweder mit ihm zusammen jetzt eine sehr schöne Erinnerung wieder aufleben lassen möchte oder gemeinsam einen richtig schönen Traum erschaffen. Also entweder: „Weißt Du noch, wie schöne es war, als...?“ oder: „Wie würde es sich anfühlen, wenn wir...?“. Je lebendiger ich mir diese inneren Bilder erschaffen kann, am Besten mit allen Sinnen, um so mehr kann ich das damit verbundene Gefühl der Fülle und Erfüllung aktivieren. Wie riecht es da? Was sehe ich? Was höre ich? Was fühle ich?

Es geht immer um Gefühle und Gedanken der Liebe und des Glücks. Diese sind erfüllender als alles andere! Solche Bilder können sein: das erste Mal das eigene Baby im Arm halten, das erste Mal das Meer sehen, die Spannung vor dem ersten Kuss, die Vorfreude als Kind vor Weihnachten, das erstes eigene Auto, ein herzergreifendes Lied o.v.m. Irgend etwas, was ganz tief berührt hat oder berühren würde. Selbst der Traum ein Traumauto geschenkt zu bekommen, kann ein solches Glücksgefühl auslösen. Vielleicht reicht es auch schon, in Gedanken mit dem inneren Kind auf einer Wiese zu liegen und die Sonne auf dem Körper und die Erde im Rücken zu spüren. Diese Wärme einfach gemeinsam einzusaugen. Ein Glücksgefühl ist blanke Liebe. Es ist völlig egal, wie ich dieses Gefühl aktiviere, Hauptsache ich bekomme es innerlich zu FÜHLEN. Und wenn es da ist, dann dieses maximal steigern. Bestenfalls kribbelt der ganze Körper dabei. Dann kann ich dieser Liebe in Gedanken eine Farbe oder Wellenform geben und sie in den ganzen Raum schicken, weiter in das ganze Haus, bis alles durchflutet ist. Dann darf sie auch gern noch in die ganze Stadt,

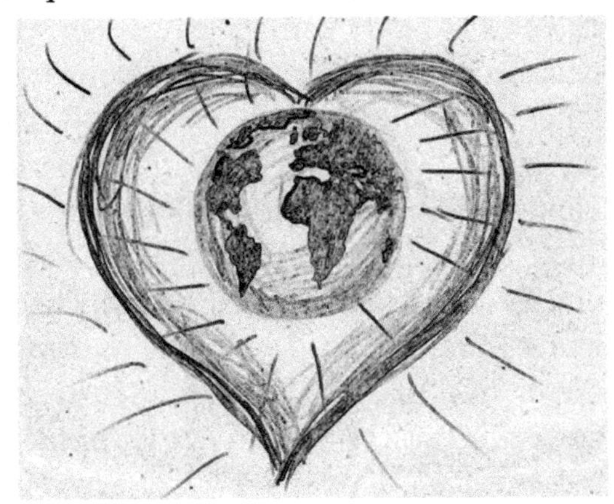

das ganze Land, über die ganze Erde und ins Universum geschickt werden, BIS sie wieder zu mir zurückkommt. Klingt verrückt, ich weiß. BIS man es mal so gefühlt hat.

Auch wenn es sich vielleicht befremdlich anhört, ich weiß. Trauen Sie sich trotzdem! Genießen Sie dieses Gefühl so gut wie es geht und füllen Sie die entstandenen inneren Leerräume und die ganze Welt damit auf! Haben Sie was zu verlieren? Was würde denn schlimmsten Falls passieren? Nichts? Könnten Sie nicht vielleicht eher was gewinnen? Wenn ich es schaffe, selber meine eigenen Glückshormone frei zu setzen, dann ist das dann so zu sagen meine innere Belohnung, dass ich mich in diese Welle hinein getraut und sie gut überstanden habe – die Liebe ist das Ziel auf der anderen Insel. Sie nährt und sättigt uns. So lerne ich, Stück für Stück Halt in mir selber zu finden.
Das ist wie schwimmen lernen: nur wer täglich übt, wird sicherer.

Diese Vorstellung von dem schönen Gefühl, dieses „Liebe aussenden“, darf gern zu einem täglichen Ritual werden – und die innere Leere wird sich immer mehr füllen. Falls die innere Vorstellung noch schwerfällt, dann suchen Sie bitte im Außen nach berührenden Szenen wie: Sonnenuntergang, Himmelsfärbung, tolle Wolkenformation o.ä. und versuchen Sie, diese Energie mindestens 5 x ganz tief in Bauch und Brust einzuatmen. Hier bitte dabei erst in den Bauch atmen, damit das Zwerchfell maximal gedehnt wird, da dieses verkrampft, wenn wir gestresst sind. Uns wurde zwar beigebracht, täglich gut für unseren Körper zu sorgen, mit waschen, essen, schlafen, usw. *Aber hat uns mal je-*

mand gesagt, dass auch ein tägliches Ritual für die Seele notwendig ist, damit sie gesund bleibt?

Die *bildhaften Gedanken* können so viel unterstützen. Sie *verbinden Verstand und Herz. Logik mit Kreativität.* Wenn wir alle ein wenig offener und verrückter wären und uns selber nicht ganz so tot-ernst nehmen würden, wäre dann das Leben nicht viel fröhlicher und lebendiger, statt spießig und unterkühlt?

Doch diese Fröhlichkeit aus dem Herzen heraus kann erst dann bei uns einziehen, wenn im Inneren alte Überzeugungen ausgemistet, Avatare klein gezaubert und Eiskinder befreit wurden. Auf diese Weise wird viel Platz geschaffen und das Herz wieder geöffnet.

Diese Strategie lässt sich jederzeit daheim gut umsetzen, wenn mal irgendein Gefühl zu übermächtig erscheint. Dabei ist es egal, ob mein Verstand das Gefühl für berechtigt hält oder nicht. Bevor ich es wegdrücke oder an anderen AUSlasse, sollte ich mich lieber schnell zurückziehen und es kontrolliert für mich selbst RAUSlassen. Zu heftige, UNkontrollierte Gefühle machen mehr kaputt, als dass sie helfen. Und klar denken kann ich in dem Moment sowieso nicht, wenn ich von so einem Ur-Drachen dominiert werde. Falls zu viel Angst vor dem Ertrinken in dem unguten Gefühl vorhanden ist, dann bitte anfangs professionelle Hilfe in Anspruch nehmen und keine Selbstversuche unternehmen!

Halten lehren und lernen - Halt geben und annehmen

Wenn ich als selbst Betroffener jetzt diese ursprüngliche Dramatik, die sich in mir als Kind abgespielt hat, wahr- und annehme, dann werden ich zu dem liebevollen Erwachsenen, den ich mir schon immer gewünscht habe.
Und wenn wir als Behandler und als Eltern den jetzigen Kindern von Anfang an auf Augenhöhe begegnen und den zugefügten Schmerz wahrnehmen und auch mal ansprechen, können wir den heutigen Kindern eine ganz andere Ausgangsbasis bieten, als wir Erwachsene sie je hatten. So verhindern wir die Entstehung vieler neuer Eiskinder. Wenn wir als Behandler oder Begleiter dann auch noch bei fremden Erwachsenen deren inneren Kindern auf Augenhöhe begegnen, können wir die erstarrten, eingefrorenen Anteile wieder wachrütteln, zum Leben erwecken. Wir können ihnen so vorübergehend diese helfende Hand reichen, die damals gefehlt hat. Bis sie zu sich, also zu ihrem eigenen inneren Erwachsenen, gefunden haben.

Das Gute und Hilfreiche für uns ZÄ ist: bei uns haben die Patienten meist spontan sehr guten Zugang zu ihrem eingefrorenen Gefühl, zu ihrem Eiskind, da oft eine Erinnerung aus der Kindheit noch sehr präsent und körperlich und seelisch spürbar ist.
Dass so eine umfangreiche Begegnung nicht immer spontan ihren Platz findet, wenn ein Gefühl getriggert wird, ist selbsterklärend. Aber oft hilft schon eine gezielte Begleitung in abgeschwächter Form vieles zu lösen und zu wandeln.

Wenn nun also eine Anspannung spürbar ist oder vielleicht sogar eine Angst vom Patienten angesprochen wird, spreche ich folgendermaßen die vermutlich schon vor langer Zeit gespeicherten Emotionen direkt an und schaue dabei anfangs möglichst offen und tief in die Augen. Vielleicht können Sie sich jetzt in Gedanken genau so einen Dialog mit Ihnen vorstellen. Auch dies sollte schon einiges in Ihnen lösen:

„Kann es sein, dass sie nicht gern zum Zahnarzt gehen?"

„Ja! Wer tut das denn schon?"

„Ach, bei uns gibt es viele Patienten. Viele, die anfangs mit einem ähnlichen Gefühl wie Sie gekommen sind. Und heute ist es bei sehr vielen von diesen Patienten anders. Eine Angst ist nicht angeboren. Das hat was mit Vertrauensbruch und meist schlechten Erlebnissen zu tun. Es tut immer gut zu hören, dass man damit nicht allein ist und es keinen Grund gibt, sich dafür zu schämen. Haben Sie vielleicht mal was Schlimmes erlebt? In der Kindheit? Oder mussten Sie als Kind mal ins Krankenhaus?"

„Ja, aber das ist doch schon so lange her."

„Hmm... Oft geht es nicht um den Schmerz an sich. Das sieht man am Beispiel des Rollerfahrens: Wenn ein Kind etwas wirklich will, dann ist der Schmerz egal. Aber wenn es zu etwas gezwungen wird, was weh tut, dann ist der Schmerz oft unerträglich. Meist geht es daher eher um den Umgang mit dem Schmerz. Worte wie: ´Stell dich nicht so an!´ lassen uns einfrieren und wenn es ganz heftig war, dann kann es schon mal zum ´Gefühl der Vergewaltigung´ kommen. Es ist das verletzte Kind und seine Schutzmechanismen, die Ur-Instinkte in ihnen: flüchten oder angreifen, welche sie immer wieder spüren. Welche sie davor bewahren möchten, ähnliches nochmal zu durchleben. Sie konnten damals nur in Schockstarre gehen und innerlich einfrieren, um es zu überstehen. Und genau dieses eingefrorene Kind in Ihnen möchte ich heute an die Hand nehmen und ihm sagen und zeigen, dass es auch anders geht. Ich möchte ihm sagen: ´Ja, es war schlimm, was damals passiert ist. Und es ist VORBEI! Ab heute wird alles anders! Ab heute gibt es einen neuen Weg. Ich zeige ihnen, wie sie es sich selbst in Zukunft leichter machen können´..."

Dann ist meist erstmal eine bedrückende Stille...

„Sie merken, das geht grad tief rein, richtig?" Kopfnicken...

Wenn das Gefühl, welches hochkommt, sehr heftig zu sein scheint, dann darf das auch mal sein. Es ist völlig okay. Wenn es eine sehr große Welle ist, bitte den Patienten anleiten und, falls bei Ihnen etwas getriggert wurde, jetzt selber entweder:

- *eine Hand auf den Bauch und eine auf das Herz* zu legen, denn dort sitzen die Gefühle, oder
- *eine Hand an die Stirn und eine an den Ellenbogen*, das sind beides wichtige Stressenergiepunkte, oder
- *die Arme überkreuzen, Hände rückwärts falten und vor der Brust nach innen oben drehen.* Dieses gibt ein sehr geborgenes Gefühl – wie bei Babys, die gepuckt, also fest eingewickelt werden. Probieren Sie, was sich am besten für Sie anfühlt.

Dabei dann ganz tief und langsam mit der *4/8 Schema zu erst in den Bauch und anschließend in die Brust einatmen.* Dh. während dem *Einatmen durch die Nase bis 4 zählen* – so als ob man einen inneren Ballon aufblasen möchte, dann *kurz innehalten* und anschließend diese *Luft langsam wieder zum Mund rauslaufen lassen und dabei bis 8 zählen.*

Immer doppelt so lange ausatmen wie einatmen. Sie können gern auch anfangs im Rhythmus 2/4 oder 3/6 atmen. Sie sollten alles bis aus dem letzten Lungenbläschen leerlaufen lassen, dann wieder innehalten – und wieder tief rein mit der Luft. Bis innerlich etwas Ruhe einkehrt.
Gern darf der Behandler diesen Atemrhythmus mit machen bzw. vormachen. Hilft das nicht, dann das kraftvolle Rausatmen wie bei den Drachen versuchen. Und falls es dem Patienten peinlich ist, dann hilft, um die Wette zu atmen: „Wer ist lauter? Sie oder ich?“ Wichtig: diese Atmung immer bitte durchführen lassen, BIS der Patient von allein wieder ruhiger ist! Sollte er nicht zur Ruhe kommen oder ist die körperliche Reaktion sehr heftig, hilft auch die sogenannte
- *„Schmetterlingsumarmung“: dazu die rechte Hand des Patienten auf seinen linken Oberarm legen lassen und die linke Hand auf den rechten Oberarm (also Arme über Kreuz) und abwechselnd jede Hand anheben und wieder auflegen lassen.*

Um es wieder in Bildern auszudrücken: gefühlt als ob der Schmetterling den Angstdrachen, den wir als Ur-Instinkt gerade so übermächtig in uns fühlen, sanft anstupst und zu ihm sagt: „Ist gut mein Lieber, ich weiß, dass du gerade nur die Seele schützen möchtest, doch du machst es damit nur schlimmer, da der Körper gerade extrem leidet und das möchtest du doch nicht. Bitte beruhige Dich, dann schauen wir zusammen, nach einer Lösung.“ Wenn Behandler dies dem Patienten so sagen, klingt das zwar verrückt, aber es hilft ungemein!

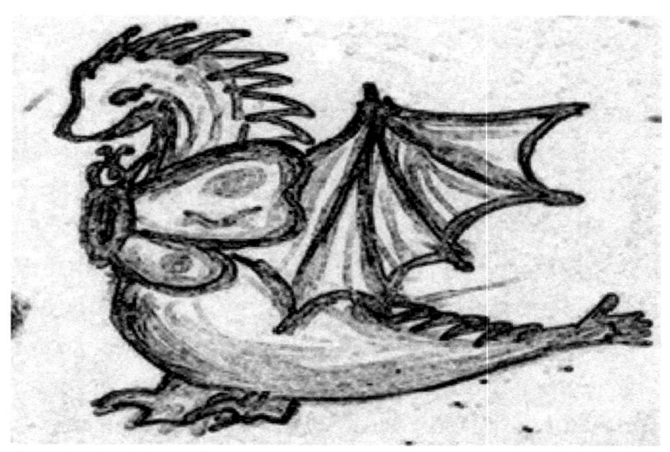

Und ich lade Sie oder den Begleiter (ZA z.B.) noch zusätzlich dazu ein, **vor** jedem Entspannungsversuch zu sagen: *„Es ist völlig okay, was sie gerade fühlen! Es darf jetzt endlich mal raus. Heute, hier und jetzt entsteht Raum dafür, vielleicht weil sie sich sicher fühlen. Ich danke für ihr Vertrauen.“*

Fast immer sind dabei die Patienten so berührt, dass ihnen die Tränen in den Augen stehen oder sogar überlaufen und vielleicht spürt auch der eine oder andere beim Lesen gerade ein eigenwilliges Gefühl in sich aufsteigen – und den Gedanken: „Das würde ich mir auch so wünschen“. Was hält Sie davon ab, in Gedanken so eine Situation jetzt und hier möglichst intensiv „nachzuspielen“? Was wäre, wenn...? Wie würde es sich anfühlen, wenn...? Wenn die Realität anders ausschaut, schaffen Sie sich Ihre Realität in Gedanken ganz bewusst im Inneren und genießen Sie die Situation, wie es wäre wenn...
Ganz wichtig!!!! *Dabei bitte IMMER ATMEN* und die Handhaltung wie gerade beschrieben!

Am schnellsten beruhigend ist meiner Erfahrung nach die *Stirn-Ellenbogen-Haltung.*

Wenn es sehr tief geht und der Patient sich schwer beruhigen kann, frage ich meist vorsichtig, ob ich zusätzlich meine Hand auf ihren Unterarm legen darf – nur zur symbolischen Unterstützung, zum Gefühl des „Halt - Gebens“. Wenn sie dann manchmal noch mehr weinen müssen, dann sage ich nochmal ganz leise „es ist völlig okay“ und ermutige sie noch mehr zum ATMEN – tief und langsam Atmen. Atmen bis die Welle abflacht.

Wenn die Reaktion des Patienten ganz heftig ist, lege ich gern eine Hand von mir bei ihm in den Nacken und meine andere auf seine Hand auf dem Bauch, atme selber ganz langsam und tief mit und gebe durch leichten Druck meiner Hand den Atemrhythmus vor, falls die Patienten es nicht schaffen, von allein langsamer zu werden. BIS das Gefühl von ganz allein wieder abflacht. Bis die Welle vorüber ist. Anschließend danke ich für ihr Vertrauen und mache Mut, dass es mit jedem Mal leichter wird. In Gedanken bin ich jetzt auch bei jedem, der es gerade sehr mitfühlen kann.
Oft ist es für die Patienten das aller erste Mal, dass sie jemand bei so einer Gefühlsreise und Gefühlswelle begleitet hat, einfach nur zur Seite stand, Halt gegeben und diesmal NICHT verurteilt oder damit allein gelassen hat. Denn wenn ich noch nicht weiß wie schwimmen geht, brauche ich immer erstmal Hilfe und Tipps von außen.

Und oft sind die Patienten fast erschrocken, wenn plötzlich so ein unbewusstes, tiefes Gefühl so machtvoll an die

Oberfläche bricht und es ist ihnen peinlich, wenn Tränen laufen. Die Erleichterung jedoch, die sie danach spüren, ist meist so erstaunlich, dass sie hinterher froh sind, dass es so gekommen ist. Wichtig ist immer wieder anzusprechen, dass das gar kein Grund für Scham ist. Sondern dass das erst die wahre Stärke ist, sich so verletzlich zu zeigen.

Ein weiteres, sehr hilfreiches Werkzeug - besonders beim Zahnarzt - ist die Begegnung mit dem inneren Kind. Dafür sollte aber ein gesonderter Termin mit mehr Zeit eingeplant werden:
Oftmals gibt es noch konkrete Erinnerungen an eine traumatische Zahnbehandlung im Kindes- oder Jugendalter, was es uns um Welten leichter macht, meist sofort zu diesen eigentlich eingefrorenen Emotionen, zu den Eiskindern Zugang zu finden.
Solche Erinnerungen können entweder in Form von einem Film ablaufen (Beobachterperspektive) oder als direktes Erlebnis, bei dem ich gefühlt selber betroffen bin (Feldperspektive). Generell wird die Beobachterperspektive meist als weniger dramatisch empfunden und ist daher leichter verdaulich. Schaut der Patient nun mit geschlossenen Augen auf dieses Erinnerungsbild und sieht sich quasi selber auf dem Stuhl sitzen, spürt er in der Regel die gleichen Emotionen wie früher nochmal, ist aber besser „draußen“. Es sind immer die gleichen Emotionen, die er so oder so vor oder beim Besuch vom ZA schon gefühlt hat, nur eben bewusster und deshalb intensiver. Es wird dabei nichts Neues geweckt, nur altes, eh schon vorhandenes aufgearbeitet.
Ich lade ihn dann dazu ein, seine Hände auf Bauch und

Herz zu legen, zu Atmen und in Gedanken als Erwachsener in diesen Film rein zu gehen, sich auf Augenhöhe zu dem Kind, also zu sich selbst, zu begeben, es bei den Händen zu nehmen oder zu umarmen und zu ihm zu sagen:
„Hier bist du ja, mein Schatz! Bin ich froh, dass ich dich endlich gefunden habe. Ich hab dich immer beim ZA gespürt und gemerkt, dass mir was fehlt und dass ich dir helfen sollte, wusste jedoch nicht, wo ich dich suchen soll. Ich habe dich bisher nie gefunden. Bitte vergib mir. Ich weiß, wie schrecklich allein, ausgeliefert und vielleicht ohnmächtig du dich hier in dieser Situation gefühlt hast. Doch das ist vorbei! Deshalb bin ich jetzt hier! Ich möchte dich aus diesem Erlebnis rausholen. Alles was du gerade noch siehst, ist nämlich schon lange Vergangenheit!
Bitte vertrau mir, auch wenn du vielleicht noch nicht ganz daran glauben kannst. Dann tu mal bitte so, als ob du daran glauben würdest. Ich möchte dich mal mit in unsere Zukunft nehmen und dir zeigen, wie gut es uns inzwischen geht. Du bist hier nur eingefroren und glaubst, es wäre für immer so. Ich bin so froh und dankbar, dich gefunden zu haben. Du bist das Wertvollste für mich! Ich liebe dich über alles und du gehörst zu mir! Du bist ein Teil von mir! Ohne dich bin ich unvollkommen! Ich brauche dich für meine Leichtigkeit und du mich, um Sicherheit zu spüren!
Ich hoffe, du lässt es zu, dass ich dich jetzt hier aus der Erinnerung heraus mit in die Sonne nehme. Ich lade dich ein, mit mir zusammen auf eine wunderschöne Blumenwiese zu kommen. Lass uns jetzt Schmetterlinge jagen, Bienen beobachten und ganz tief Wolken und Sonne einatmen. Und wenn wir uns auf die warme Erde legen, dann können wir die Wärme von Mutter Erde in unserem Rü-

cken spüren. So als ob Wurzeln aus unserem Rücken in die Erde wachsen und wir darüber Kraft tanken. Und wir spüren die Sonne auf unserem Körper und atmen sie ganz tief in Bauch und Brust ein. Wir spüren, wie sich unser Körper dadurch auch von innen Stück für Stück erwärmt. Alte Luft wird raus geatmet und frische rein. Langsam ganz tief ein und wieder raus. Und mit jedem Atemzug werden wir größer und größer. Tief ein und tief aus.
Vielleicht werden wir sogar so groß, dass wir das Gefühl bekommen, mit allem zu verschmelzen... Tief ein und tief aus... wir sind verbunden mit allem... Tief ein und tief aus... Wir sind eins mit allem... Einssein... Glücklich sein...
Ab heute bin ich für dich da. Danke, dass du mir das Vertrauen geschenkt hast."

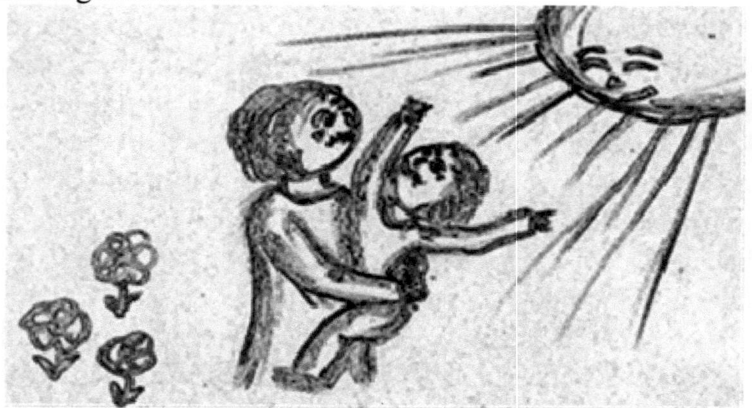

Die Hände sollen dabei auf Bauch und Herz liegen, weil so das „Umarmt werden" des Kindes von dem Erwachsenen in Gedanken körperlich besser nachempfunden werden kann.
Meist ist der Patient während so einer Reise nach innen sehr aufgewühlt, aber danach total ausgeglichen, entspannt und seine Angst ist um Welten weniger.

Diese Reise zu sich selbst bitte auch selbstständig immer wieder durchführen, wenn etwas hochkommt. So wird die Angst Stück für Stück gewandelt. Dafür darf jeder auch selbst etwas tun. Und jeder sollte sich anschließend voller Stolz aufrichten und die Siegerpose nach Amy Caddy einnehmen, weil er dran unglaublich gewachsen ist.

Sollte der Patient in Gedanken nicht zu dem Kleinen gehen können, so ist er meist nicht vollkommen in der Beobachterperspektive, sondern noch im inneren Kind oder Avatar selber gefangen. Manche kommen generell schwer in die Beobachterperspektive hinein und bleiben in der Feldperspektive gefangen. Dann ist es ratsamer, ihn lieber komplett in die Feldperspektive wechseln zu lassen. Dh. der Patient darf in seiner Erinnerung vollständig das Kind selber sein, auch wenn es sich so manchmal etwas bedrohlicher anfühlt. In dem Moment ist es hilfreich zu wissen, dass ein Begleiter da ist, der einen aus dieser Welle zur Not wieder herausholen könnte.

Aus dieser Perspektive lade ich ihn dann dazu ein, den Erwachsenen, also den starken Persönlichkeitsanteil, der es geschafft hat, zu mir in die Praxis zu kommen in dem Bild erscheinen zu lassen. Diesen Erwachsenen sollte ich dann die gleichen o.g. Worte zu dem Kind sprechen lassen. Mein Patient hört also quasi den Erwachsenen in Gedanken die Worte sagen, die er als Kind z.B. von den Eltern gern gehört hätte.

So kann ich lernen, mir der Elternteil zu sein, oder den Umgang zu bekommen, den ich vielleicht nie hatte. Wenn ich als Begleiter dieser Reise nach innen die Worte ausspreche, geht der innere Dialog meist automatisch seinen Gang, da die Bilder den Worten folgen. Wobei es nicht entscheidend ist, das es vor dem inneren Auge identisch mit den Worten abläuft. Alles was innen erscheint ist gut und genau richtig!

Manche inneren Kinder sind so sehr eingefroren, dass sie den inneren Erwachsenen gar nicht sehen wollen. Dies würde einem panischen, hysterischen Kind auf dem Feld entsprechen, welches sich aus Angst weigert, die Augen zu öffnen, wenn eine helfende Hand gereicht wird. „Geh weg! Lass mich in Ruhe!"... Auffällig wird das, wenn ständig ein „aber" kommt oder der Erwachsene oder das Kind einfach nicht in der Vorstellung erscheint oder eine Begegnung als unangenehm empfunden wird. Da wird es etwas schwieriger, das Kind auszufrosten, aber es funktioniert dennoch.
In solchen Fällen sitze ich neben dem Patienten und halte in Armlänge entfernt eine Hand vor ihn hin, mit der Handfläche von ihm weg. Er schaut also auf meinen Handrücken. Gleiches können Sie selber jetzt auch machen. Diese Hand symbolisiert ihn oder Sie selbst als Erwachsenen. Diese Hand stellt Sie selbst jetzt mal dar (der Blick des Patienten soll dabei bitte auf der Hand bleiben):
„Wenn sie, der Erwachsene – der, der jetzt hier sitzt, am Straßenrand in der Einöde ein einsames, weinendes, sehr kleines Kind sehen würde, welches völlig hilflos, überfordert und einsam erscheint, was würden sie tun? Würden sie einfach vorbei gehen und es so allein und hilflos zurücklassen, und hoffen, dass sich jemand anderes darum kümmert? Oder würden sie hingehen und schauen, ob sie ihm ir-

gendwie helfen könnten? Wenn es ganz klein ist, würden sie es vielleicht in den Arm nehmen und trösten?“

„Ich würde natürlich sofort hingehen und schauen, wie ich ihm helfen kann!“

„Sehen sie ihn, den unglaublich liebevollen Erwachsenen vor Ihnen? Ein beschützender, offenherziger, warmherziger, hilfsbereiter, liebevoller, wundervoller Erwachsener? Sehen sie ihn vor sich anstelle meiner Hand? Er kümmert sich immer so aufmerksam um andere, besonders um Kinder. Er ist für alle anderen da. Noch er dreht ihnen den Rücken zu. Sehen sie ihn? So einer fehlt ihnen auch manchmal, richtig?“ Stummes nicken...

„Dieser Erwachsene (und auch die Hand) dreht sich deshalb JETZT zu Ihnen um und er sagt zu Ihnen: ´Oh mein liebster Schatz! JETZT habe ich dich endlich gefunden! Meine Aufgabe war es, ´nach dem wertvollsten Kind der Welt´ zu schauen. Ich habe deine Nähe immer gespürt, doch ich wusste nicht, wie du aussiehst, und ich habe dich immer in Fremden an der falschen Stelle gesucht. Das wird mir gerade klar. Ich habe verzweifelt im Außen gesucht und wusste nicht, dass du hinter mir stehst, dass ich mich nur umzudrehen brauche. Bitte verzeih mir! Das hat mir keiner gesagt, woher sollte ich es wissen.

Doch jetzt habe ich dich entdeckt und werde dich nie wieder verlassen. Ich werde immer für dich da sein, wenn du mich brauchst und es zulässt. Mach dich bemerkbar, und ich bin sofort da. Du bist das Wertvollste für mich auf dieser Welt. Ohne dich bin ich nutzlos, weil meine Kraft verloren gehen wird. Nur mit dir zusammen könnte ich die Welt verändern. Ich brauche dich, um Kontakt zu den anderen inneren Eiskindern herzustellen und sie raus zu locken. Ich brauche deine spielerische Leichtigkeit. Und im Gegenzug möchte ich dich beschützen und halten, wenn es mal heftig wird. Ich bin so dankbar, dass ich dich endlich gefunden habe. Und immer, wenn du deine Hände auf Stirn und Ellenbogen, auf Bauch und Herz legst oder die Schmetterlingsumarmung durchführst, dann wirst du spüren, dass ich da bin und DICH halte. *Ich halte dich, bis die Welle aus ist, bis es dir besser geht.*"

Spätestens nach diesen Begegnungen ist dann die Beobachterperspektive nächstes Mal leichter für den Patienten einzunehmen, da ein erstes Mal Vertrauen geschaffen wurde und eine erste Begegnung mit dem inneren Kind und dem inneren Erwachsenen schon stattgefunden hatte.
Wenn Tränen hochsteigen, verstehen die Menschen plötzlich, warum diese inneren Begegnungen so hilfreich und tief berührend sind. Doch weil sich viele noch für ihre Tränen schämen, sag ich gern manchmal: „Ich bin mies, gell? Ich bedauere, sie so tief zu treffen, doch ich weiß aus eigenen Erfahrungen heraus, wie heilsam das ist."

Wenn trotz aller Versuche des „Halt in sich selber Findens" (HIM-Technik) immer noch ein starkes Bedürfnis nach Halt von Außen besteht, gab es meist generell in der Kindheit von einem Elternteil zu wenig Halt. Angenommen es war Halt und Verständnis von der Mutter, was gefehlt hatte, dann spiel ich folgendes durch:
„Stellen sie sich mal vor, ihre Mutter würde jetzt zu ihnen kommen. Wenn sie schon tot ist, dann als greifbarer Geist und wenn sie noch lebt, dann nach einem überstandenen Koma. In beiden Fällen wäre sie geläutert und hat endlich

verstanden, was sie versäumt oder getan hat. Auch wenn sie jetzt nicht daran glauben, tun sie mal bitte so, als ob sie daran glauben würden. Sie käme jetzt zu ihnen voller echter Schuldgefühle und würde sagen: ´Oh mein Schatz. Mir musste erst so was Schreckliches passieren, damit ich aufwache und jetzt alles klarsehe. Es tut mir wirklich alles von Herzen leid, was ich dir angetan habe. Ich bin jetzt ein anderer Mensch und hoffe, du kannst mir verzeihen. Ich hoffe, Du gibst mir eine aller letzte Chance, das wieder gut zu machen, was ich falsch gemacht habe. Da ich die Zeit nicht zurückdrehen kann, möchte ich dir jetzt das Versäumte im Nachhinein geben. Ich werde jetzt jeden Tag vorbeikommen, dich umarmen und dir sagen, wie lieb ich dich hab, okay?"

„Oh ja, das wäre wirklich schön! Darauf hab ich ein Leben lang vergeblich gewartet."

„Prima, und weil ich es besonders gut machen möchte, komme ich ab heute 3x täglich, um dir das zu geben, was du so sehr vermisst!"

„Oh wie schön! Ich glaub, davon kann ich nicht genug bekommen!"

„Na gut, dann komm ich jetzt jeden Abend auch noch zu dir und kuschel mich mit dir ins Bett, um dir besonders nah zu sein, okay?"

„Ja nee. Das wäre mir dann doch zu viel."

„Aber ich möchte es doch wieder gut machen und du bist doch noch meine Kleine, die Geborgenheit, Nähe und Halt braucht!"

„Nein Mama, ich BIN nicht mehr die Kleine! Ich bin schon groß! Ich kann mich selber halten!"

„Ach nee? Wie? Du bist schon groß und kannst dich selber

halten? Du brauchst mich nicht mehr? Eben hast du doch noch gesagt, wie sehr und wie oft du mich noch brauchst."

Meist müssen wir dann beide lachen, weil der Groschen plötzlich fällt. Dass es nur ein Teil in mir ist, der diesen Halt noch wünscht, aber dass er mir als erwachsener Mensch viel zu viel wäre. *Dass ich **nicht** mehr die Kleine **bin**! Dass ich mich durchaus selber schon halten kann.*

Solche erste Begegnungen können manchmal besser mit einer Begleitung zugelassen werden, da dadurch ein gewisses Gefühl der Sicherheit entsteht. Diese trägt dazu bei, sich nicht in dem Meer der Emotionen allein gelassen zu fühlen und keine Angst vor dem Ertrinken zu haben. Diese Begleiter können Therapeuten, Coaches, ZÄ, Ärzte, Freunde o.a. sein.

Im nächsten Kapitel werde ich noch mehr Tipps geben, die einem speziell die Zahnbehandlung wesentlich angenehmer machen können. Diese sind auch mit den bisher genannten Techniken gut kombinierbar. Das sollten auch ohne vorheriges Coaching klappen, wenn ich im Vorfeld schon daheim täglich übe, meine Fantasie und Atmung zu verstärken und gezielt zu lenken.

Irgendwann werden wir im Herzen begreifen, dass die alten Verletzungen geheilt sind und dass es selten einer bewusst mit böser Absicht getan hat, dann können wir besser vergeben. Vergeben nicht, weil wir es gutheißen, was passiert ist, sondern weil wir es verdient haben, frei zu sein. Vergeben, dass andere einen anderen Weg gewählt haben, als wir es tun. Jeder entscheidet über seinen eigenen Weg.

Wenn wir noch dazu irgendwann erkennen, dass eine Verletzung in Form einer ENTtäuschung nur das „Ende einer Täuschung“ ist, dann ändert sich alles. So wie mit dem unerfüllten Bedürfnis. Wir spüren es massiv, als ob wir fast eingehen würden, wenn wir es nicht bekommen und leiden ein Leben lang. Erst wenn wir es im Übermaß bekommen, erkennen wir die Täuschung: dass wir es eigentlich gar nicht mehr brauchen. Dann sehen wir plötzlich, dass es nur eine wertvolle Erkenntnis, reifen und kein absolutes Ende ist, sondern dass es nur einen Wandel gibt. Dann könnten wir irgendwann ziemlich entspannt aller Dinge harren, die da kommen werden. Und bis dahin haben wir Werkzeuge zur Verfügung, die uns helfen, wenn es emotional doch mal heftiger wird, um schnellstens wieder „zu uns zu kommen“.

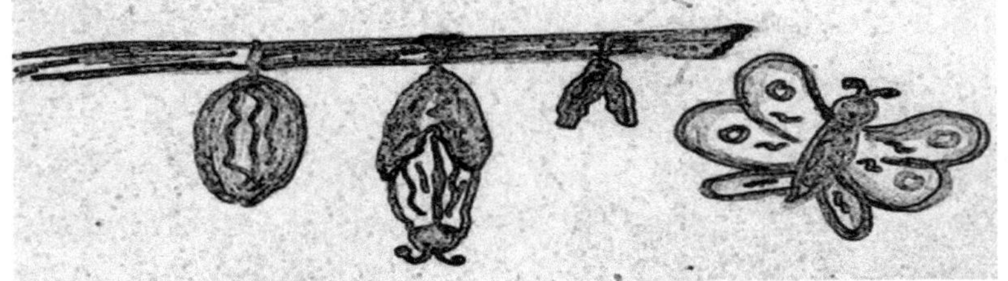

DAS ist die Herausforderung! Das „Ende“ der Puppe bedeutet NUR den Anfang vom Schmetterling.

Warum bei uns oft plötzlich so ein guter Zugang zum Inneren erschaffen wird, weiß ich selber nicht wirklich. Vielleicht ist es nur die angebotene Möglichkeit zum Loslassen der alten Traumata, die auf einmal alle Türen öffnet.

Für mich sind diese Begegnungen immer so wertvoll und

ich gehe jeden Tag voller Demut und Dankbarkeit glücks-seelig nach Hause, weil ich das Gefühl habe, wieder ein Eiskind hat begonnen, mit mehr Vertrauen in den Gefühlswellen schwimmen zu lernen und wird nächstes Mal schon sicherer sein und weniger Angst haben. Besonders erfreulich ist es, wenn das Gelernte meist auch auf andere Bereiche überschwappt.

Ich bin mir bewusst, dass ich damit die Empfehlung der „Distanz zu Patienten“ etwas verändere. Aber dieses „allein gelassen werden“ mit dem aufgebrochenen Gefühl habe ich selber schon in Ausbildungen und auch am eigenen Leib erfahren dürfen – und ich finde es immer noch ganz schrecklich. Den Sinn dahinter verstehe ich. Letzten Endes muss ich allein da durch, ist ja schließlich auch mein Gefühl und die Lösung liegt bei mir. Das ist richtig. Dennoch ist unser **innigster Wunsch** Verbundenheit. Und genau dieses Gefühl fehlt uns meist in solchen Momenten total und wir haben keine Ahnung, wo und wie wir allein Halt in uns finden können, eben WEIL uns das als Kind damals keiner gezeigt hat. Genau das ist mit das Heftigste, was viele abschreckt, eine Therapie zu machen. MITgefühl ist so oft nicht mehr spürbar. Und nichts ist schlimmer, als sich in dramatischen Situationen, die aufbrechen, allein gelassen zu fühlen. Meinen Weg gehen darf ich selber, doch gemeinsam ist vieles leichter und schöner. Und ab und zu brauchen wir auch mal Halt von Außen oder eine Tür, die sich plötzlich öffnet!
Besonders in dramatischen Situationen.
Ich kann als Begleiter entweder den harten Weg direkt durch die Dornen empfehlen, und wenn er drin ist, dreh ich

mich um und sage mit Distanz: „Tja, sind ja schließlich ihre Dornen und ihr Weg. Da müssen sie jetzt allein durch", und gehe weg. Ganz alte Schule mit wenig Mitgefühl.

Oder ich empfehle und zeige einen etwas weniger schmerzhaften, kleinen Umweg oder wenigstens eine Schutzkleidung oder Werkzeuge an die Hand, mit denen man mit weniger Verletzung durchkommt. Das klappt aber nur, wenn schon etwas Vertrauen da ist und der Patient mir vertraut. Dabei bin ich einfach in kleines Stück Wegbegleiter. Ich darf so in der Nähe bleiben und wenigstens Mitgefühl zeigen. Und ich kann sagen, dass ich weiß, wie schmerzhaft es sein kann und Mut machen, dass es bald geschafft ist. Das wäre zwar ein ungewohnter Weg, aber MIT Mitgefühl. Jedenfalls bleibe ich an der Seite, BIS es wieder etwas leichter ist und lobe hinterher den Erfolg und die Tapferkeit. Die mitfühlende Variante entspricht eher meiner Auffassung und ich sehe die gravierenden Erfolge der weniger schmerzhaften, aber dennoch erfolgreichen Wege, was mir die Hoffnung gibt, einen hilfreichen – wenn auch etwas ungewöhnlichen, unkonventionellen Weg gefunden zu haben.
Sie fragen sich, ob Patienten dadurch von mir abhängig werden? Ich denke nein. Zumindest schlagen sich die meisten meiner Ex-Angstpatienten ganz wacker, wenn sie doch mal wo anders hinmüssen und wenden selbständig die gelernten Werkzeuge und Techniken an. Allein, weil sich der Blickwinkel verändert hat und sie begonnen haben, sich selbst zu verstehen, ändert sich meist die ganze Einstellung zu vielen Dingen. Sie haben laufen gelernt, wenn auch anfangs noch etwas unsicher. Kommen sie allerdings an einen

wenig einfühlsamen Kollegen oder Kollegin, wird es manchmal wieder schwierig. Aber das würde sicher jedem Patienten so gehen.

Die meisten ZÄ versuchen schon, die Behandlungen möglichst schmerzfrei durchzuführen. Falls dies jedoch mal nicht möglich ist, wäre es wichtig für die Patienten, ehrlich unser Bedauern zu äußern, dass es doch unangenehmer war, als erwartet. Ebenso ehrlich ist die Vorwarnung, dass es mal unangenehm werden kann: „Jetzt mal kurz tapfer sein, dann wird es gleich besser." und anschließend für die Mitarbeit loben. Allein dies ist schon etwas, woran sich die Patienten gut orientieren. So können sie uns ZÄ leichter vergeben. Dieses Bedauern zu äußern fällt spannenderweise einigen meiner Kolleg(inn)en leider schwer. Dazu kamen auch schon Kommentare von einzelnen Kollegen wie: „Na toll! Dann bin ICH jetzt schuld an den Gefühlen der Patienten? Und warum soll denn ICH was ändern? Schließlich sind es ja deren Gefühle und ich mache das doch nicht mit Absicht!". Interessant. Das legt die Vermutung nahe, dass es oft mit eigenen, alten, eingefrorenen Schuldgefühlen zu tun hat und genau da liegt eine Chance für Veränderung durch Selbstreflektion. Doch das sind wirklich nur wenige und es werden immer weniger. Was ich sehr bedauerlich finde, ist, dass dieses Begleiten bei Angst leider im Studium nicht extra gelehrt wird. Diese Veränderung würde ich mir wirklich für die Zukunft wünschen.

Wir sollten achtsamer werden und Vorgehensweisen hinterfragen, wenn ein ehemaliger Panikpatient durch eine einzige Behandlung bei einem anderen ZA komplett auf Null zurückgeschossen wird, und unsere ganze Mühe durch eine einzige Behandlung gefühlt gelöscht wird. Der Patient war vorher nach ein paar Sitzungen in der Lage, vollkommen entspannt jede Behandlung total angstfrei anzugehen. Allerdings hatte er fast wieder Kreislaufversagen in unserem Wartezimmer, nur weil er im Notdienst an einen Kollegen geraten war, der meinte: „Bei einem überreizten Zahn wirkt eine Betäubung eh nicht, dann können wir uns die komplett sparen.“. Dann führte er wohl eine Wurzelbehandlung an einem lebenden Zahn vollkommen ohne Betäubung durch. Er hat es anscheinend nicht mal versucht den Zahn zu betäuben! Ich weiß allerdings nicht, ob der Patient Einspruch erhoben hat. Aber vor lauter Schmerz sind wir oft nicht in der Lage, klare Entscheidungen zu treffen und zu unserem Wohl Einspruch zu erheben. Erst recht nicht beim ZA.

Schade fand ich, dass der Kollege wohl auch nicht mal sein Bedauern über oder Verständnis für die unsagbaren Schmerzen geäußert hat. DAS verstehe ich nicht. Ich weiß allerdings auch nicht, ob alles so gelaufen ist, oder ob die Wahrnehmung des Patienten durch die Panik verändert war. Dieses, zum Glück sehr seltene Verhalten von einigen, wenigen Kolleg(inn)en sorgt leider dafür, dass Angstpatienten ihre Angst behalten oder welche neu entsteht und dass sie an einen Behandler fixiert bleiben. In solchen Situationen wünsche ich mir etwas mehr Mitgefühl für die Patienten, besonders von Kollegen „der alten Schule“, die selber mit extremer Härte aufgezogen wurden. Es muss ja nicht so weitreichende Dimensionen annehmen, wie bei mir, aber der Patient sollte verständnisvoll begleitet werden. Dass das im Notdienst nicht immer genug Raum bekommt, ist mir auch klar. Doch Worte des Bedauerns und des Motivierens laufen nebenbei. Dafür brauche ich keine Extrazeit!

Manchmal verlieren wir leider auch aus einem Perfektionsstreben oder aus Resignation heraus den Menschen mit seinen Empfindungen hinter dem Zahn aus dem Blick, was ich persönlich sehr schade finde, jedoch auch von mir kenne. In den Zeiten meiner Frustration über die ständig zunehmende Bürokratie und zum Teil sinnfreien, völlig überzogenen Bestimmungen, ging mir sowohl die Freude am Beruf, als auch die Geduld für die Patienten ziemlich verloren. Mein Mitgefühl schrumpfte auf ein Minimum. Seit ich jedoch den Focus zur Berufung verschoben habe, ist alles anders. Die Nachteile des Berufes gibt es zwar immer noch, aber die Freude hat viel mehr Gewicht bekommen. Und genau das macht den Unterschied. Dazu möchte ich einladen und motivieren.

Ich kann nachvollziehen, dass manche Menschen manchmal aus eigenen Themen heraus weniger Mitgefühl zeigen können. Sie können es einfach in dem Moment nicht besser. Es ist deren Geschichte. Und es ist zum Teil das System. Doch mit letzterer Aussage geben wir ja die Verantwortung für uns selber wieder ab. Es ist nie zu spät für eine Besinnung! Zum Glück findet aber immer mehr Umdenken und Bewusstseinserweiterung statt und es wird heute vielerorts wesentlich mehr Wert auf einfühlsamen Patientenumgang gelegt.

Zur Rehabilitation des Großteils meiner Kollegenschaft

halte ich es für absolut möglich, dass oft auch die Wahrnehmung der Patienten vor lauter Angst manchmal eingeschränkt ist und Hilfe gar nicht angenommen und gesehen werden kann. Kennen wir das nicht alle? In Extremsituationen können wir manchmal nur einen Bruchteil der Realität wahrnehmen. Vielleicht sind so manche Patienten in dem Moment gar nicht in der Lage, das Mitgefühl des Zahnarztes und seines Teams wahrzunehmen und Hilfe anzunehmen. Diese gibt es auch bei uns. Das sind wie gesagt die Menschen, die wie das Kind auf dem Feld vor lauter Angst unbewusst innerlich sagen: „Geh weg! Lass mich!“ und weiter Augen und Ohren zu halten. So haben wir z.B. Bilder über den Behandlungsstühlen hängen, die manchen Patienten erst Jahre später aufgefallen sind. Da werden die Scheuklappen sichtbar.
Bei meinem o.g. Patienten war vielleicht allein die Aussage, dass die „Spritze nicht wirkt“ so ein krasser Trigger, der alle guten, unterstützenden Worte anschließend raus gefiltert hat, weil der ängstliche Teil nur wieder einfrieren konnte. Wieder mal stand Flüchten oder Angreifen nicht zur Diskussion. Nur „Augen und Ohren zu und durch“. Und beim Notdienst fehlt leider oft auch die Zeit, um ruhiger und intensiver auf Patienten einzugehen. Das weiß ich aus eigener Erfahrung.
Wie gesagt, es ist vielschichtig. Deshalb ist es so wichtig, an allen möglichen Hebeln anzusetzen, um ein möglichst gutes Ergebnis zu bekommen. Und wenn wir alle an einem Strang ziehen, dann wird es auch klappen.

Zum Glück hat bei besagtem Patienten nur eine einzige weitere „sanfte“ Behandlung und dabei ununterbrochenes

Mut-machen, Erklären und Atem-anleiten ausgereicht, um an unserem letzten Stand wieder anzuknüpfen. Dies zeigt jedoch, wie gut die Grundstrukturen schon verändert waren. Es zeigt aber auch, was für blinden Gehorsam wir ZÄ z.T. von den Patienten aus Angst heraus bekommen. Und genau mit dem sollten wir sehr achtsam und respektvoll umgehen.

Natürlich sind wir Zahnärzte nicht „schuld“ an Ihrem Schmerz und Ihren Gefühlen! Aber eben WIR lösen nun mal oft diese Schmerzen, negative Empfindungen und solche Angstgefühle aus. Deshalb möchte ich hier Hilfe zur Selbsthilfe für die Patienten geben. Und deshalb könnten wir ZÄ und auch unsere Assistenzen den Patienten parallel dazu mit einfachen Mitteln zur Seite stehen und zeigen, wie sich die Gefühle verändern können - auch um es uns selber leichter zu machen! Arbeite ich nicht tausendmal lieber an einem tiefenentspannten, fröhlichen Menschen, als an einem angespannten, verschlossenen, dessen körperliche Abwehr massiv ist?
DAS ist jetzt unsere Chance ;)

Selbst die Darstellung der Beweggründe und Hürden von uns ZÄ hilft vielleicht dem einen oder anderen Patienten, auch mal unsere Seite zu betrachten und zu verstehen. Zu verstehen, dass nicht wir ZÄ allgemein Sadisten sind, sondern dass das nur ihre Überzeugung ist, die aus Kindertagen hängen geblieben ist und auf alle ZÄ zu jeder Zeit übertragen wurde. Das ist auch für uns nicht schön, so abgestempelt zu werden. Doch ich weiß, auch dies ist keine böse Absicht, sondern ein Selbstschutz, da man auf diese Weise seine Abneigung gegen einen vielleicht eigentlich netten Kollegen für sich selbst rechtfertigen kann. Wenn auch wir ZÄ anfangen ehrlich zu sein und unsere Ohnmacht bzgl. Schmerzen zuzugeben, dann sind wir gefühlt nicht mehr so bedrohlich und übermächtig. Dann sind die Eiskinder auf dem Behandlungsstuhl bereit, ihre Augen und Ohren zu öffnen.

Lasst uns doch bitte ALLE zu empathischen Menschen für Herz und Seele werden.

Zusätzliche bildhafte Werkzeuge zur Entspannung

Patienten sagen uns selten, dass sie Angst haben, weil sie sich dafür schämen. Wenn wir es aber spüren, kommt so eine, wie vorhin beschriebene, emotionale Erstbegegnung mit deren Eiskind manchmal überraschend. Da dieses jedoch nicht eingeplant ist und oft die Zeit fehlt, um es in Ruhe wirken zu lassen, ist die Angst natürlich nicht sofort wie weggeblasen. Es ist zwar besser, aber die Zeit zum Umsetzten und Üben daheim fehlte einfach. Was dann tun, wenn noch eine nicht aufschiebbare Behandlung geplant ist? Da die Patienten nach so einer Gefühlswelle meist offener für Hilfsmittel sind, wirken die bereits beschriebenen Atemtechniken wesentlich besser. Das kommt sicher daher, weil der Schutzdrache, der Avatar schon weg ist, das Eiskind bereits Augen und Ohren offen hat, und jetzt bereit ist, sich an die Hand nehmen und helfen zu lassen. Und alles, was ich im Kopf habe, verstärke ich. Ich kann die Angst vor den Bohrern verstärken, wenn ich die Bohrer im Kopf habe. Oder ich kann mir eben neue Bilder erschaffen, vor denen ich keine Angst mehr habe und mich auf diese konzentrieren. Auch wenn es vielleicht eher Anregungen für Kollegen sind, so kann jeder Patient diese Bilder im Kopf auch selbstständig erzeugen. Auch ein Bild über dem Behandlungsstuhl kann guten (An-)Halt geben.
Und selbst wenn sich manche Patienten ihre Anspannung gar nicht erklären können, bzw. nicht an die Ursachen ran wollen, sind die neuen Fantasiebilder allein schon hilfreich.

Wie bekommen wir nun zusätzlich Entspannung in den

anfangs noch ziemlich UNentspannten Patienten? Was kann sich der Patient selbstständig Gutes tun? Wie können Sie selber besser entspannen?

Gehören Sie vielleicht auch zu den Patienten, die mit „so einem Scheiß", wie vorhin beschrieben, nichts anfangen können, und dass das „eh nicht funktioniert". Oder haben Sie zu schlimmes erlebt, um freiwillig gefühlt „die Kontrolle abzugeben"?

Entscheidend ist, dass Sie verstehen, WARUM wir ZÄ Entspannung wollen, wo Ihr Focus sitzt und dass genau dieses Bild verstärkt wird. Haben Sie noch greifbare Erinnerungen an eine schlimme Behandlung, werden Sie unbewusst versuchen, dass alles mit sehr wachsamen Augen und vollem Bewusstsein mit zu verfolgen, damit so was NIE wieder vorkommt. Dh. eine innere Überlebensstrategie, mein innerer Bodyguard, mein Schutzdrache ist super aktiv. Dies ist vollkommen nachvollziehbar, nur leider für uns beide der schwerere Weg.

Mir als Patient darf klar werden, je angespannter ich bin, um so schlechter lässt es sich bei mir arbeiten, da lauter Abwehrprozesse in Gang sind. Wange, Zunge, Speichel, Schluckreflex sind überaktiv und so muss der Behandler ständig dagegen kämpfen. Das wird für mich dann deutlich unangenehmer, da der ZA so viel mehr drücken und ziehen muss. Wenn ich jedoch lockerlasse, kann auch der ZA lockerer lassen. Je mehr ich gegen den ZA kämpfe, um so mehr muss er gegen mich kämpfen und umso größer wird die Wahrscheinlichkeit, dass es nicht ganz optimal läuft. So wird die Erwartungshaltung der Patienten dann leider manchmal zu einer selbsterfüllenden Prophezeiung – was wiederum sehr ungünstig für den noch vorhandenen Angstzustand und das fehlende Vertrauen wäre. Gleichzeitig wird durch den starken Focus auf die Behandlung alles Unangenehme verstärkt, was erlebt wird.

Dazu wieder ein Beispiel, was ich auch gern so an die Patienten direkt weitergebe:
Wenn ich auf einer harten Holzbank sitze und einen total interessanten Gesprächspartner habe, mit einem Thema, welches mich fesselt, dann kann ich da ziemlich lange sitzen, ohne dass mir was weh tut. BIS jemand vorbeikommt, uns unterbricht und fragt, ob ich eigentlich bequem sitze. Spätestens dann kann ich keine weiteren 5 min mehr stillsitzen, weil mir alles weh tut. Der Schmerz war sicher vorher auch schon da, jedoch vollkommen ausgeblendet.

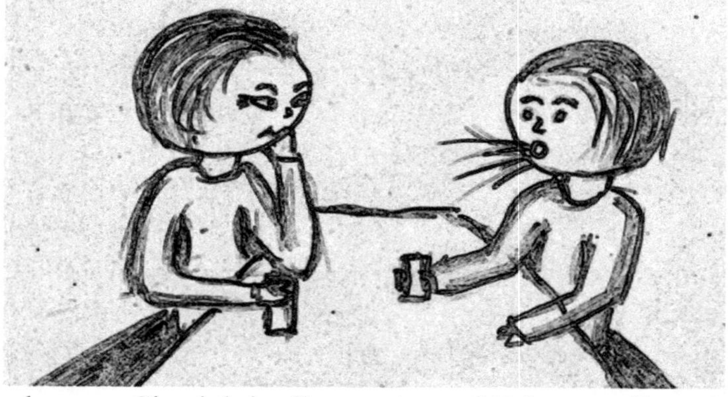

Auch wenn Sie sich in diesem Augenblick vorstellen, dass Sie jetzt gerade kraftvoll in eine super saure Zitrone beißen, werden Sie sofort spüren, wie Ihr Körper auf den Gedanken reagiert. Speichel läuft und alles zieht sich zusammen, obwohl weit und breit keine Zitrone zu sehen ist. Es war nur der Gedanke daran und sofort reagiert der Körper. Denken Sie also an den Bohrer oder Schmerz, sind Sie angespannt, ich kann schwer arbeiten und Sie verstärken den Schmerz.

Und genau darum geht es. Sie dürfen verstehen, dass es nicht ganz uneigennützig von uns ZÄ ist, wenn Sie entspannt sind. Und dass unser entspanntes Arbeiten wiederum auch für Sie Vorteile bringt. Dass Sie damit die Chance auf einen möglichst optimalen Behandlungsverlauf deutlich erhöhen können, wenn Sie sich etwas ablenken lassen, ohne dabei die Kontrolle zu verlieren.

Schaffen wir es nun mit Einverständnis des Patienten, den Focus weg von uns und unserer Behandlung hin zu etwas Positiven zu bekommen, dann entspannt sich viel.

Was sehr oft hilfreich ist, die Patienten immer wieder zum *langsamen und tiefen Atmen* zu animieren, denn allein das lenkt schon gewaltig ab. Dazu gern beide Hände auf den Bauch legen lassen, um das *Heben und Senken der Bauchdecke nachzufühlen.* Dies kann jeder Patient auch selbstständig ohne Hilfe von außen tun, WENN ER WILL.

Auch die *Entspannung der Muskeln an der Nasenwurzel zwischen den Augen*, also der Zornesfalte, bring unglaublich viel Entspannung in den ganzen Körper. Dazu streiche ich nach Vorwarnung manchmal auch ganz sanft über diese Stelle, wenn sie sich sichtbar anspannt und lade zum selbstständigen Entspannen dieser Stelle ein, um den Focus dahin zu lenken. Das ist sehr hilfreich z.B. bei der Abdrucknahme, falls der Patient würgen muss oder bei den Atemübungen, um die Atemfrequenz bei sehr starken Stresssymptomen zu verlangsamen. Diesen Beruhigungspunkt kennen wir vielleicht schon von Babys. Deshalb klappt man gern den Schnullerring nach oben, da dieser dann beim Nuckeln immer über genau diese Stelle streicht und so zusätzlich für Beruhigung sorgt.

Diesen Bereich zwischen den Augen kann auch ich als Patient selbstständig entspannen lernen - tägliches 5-minütiges Üben lässt Routine reinkommen. Denken Sie wieder an das Schwimmen lernen. Will ich raus aus dem Muster oder nicht? Will ich schwimmen lernen oder nicht? Nur üben lässt mich sicher werden.

Wenn die tiefe Atmung gut funktioniert und die Zornesfalte weg ist, kann die Behandlung starten. Sollten die Atemübungen allein nicht den gewünschten, entspannten Zustand bringen, versuche ich oft, die Patienten gleichzeitig in Gedanken an einen schönen Ort zu führen. Auch dies kann der Patient nach etwas Übung selber tun. Jeder entscheidet selber über seinen sicheren Ort in seiner Phantasie. Grenzen gibt es keine:
Manche Menschen fühlen sich am Strand am wohlsten, manche auf einem Berg, im Wald, auf einer Waldlichtung, im eigenen Garten oder auf einer Blumenwiese.

Vorab die bevorzugten Naturregionen abzufragen, ist sehr hilfreich, da man so gezielter unterstützen kann und einen gewissen sicheren, inneren Raum schafft.

Es könnte sonst kritisch werden, wenn vielleicht mit der von mir UNbewusst gewählten Region schlechte Erfahrungen verknüpft sind. Allerdings kann es auch mal passieren, dass dies trotzdem der Fall ist, wenn der Patient die negative Erinnerung verdrängt hatte.
So gab ein Patient mal an, er würde den Strand bevorzugen. Er bekam dann aber plötzlich eine volle Panikattacke und Erstickungsangst beim Abdruck. Auf anschließendes Nachfragen hin, ob er am Meer mal was Unangenehmes erlebt hat, erzählte er uns, dass er als Kind im Meer mal fast ertrunken ist. Dies hatte er aber offensichtlich völlig vergessen und es ist ihm erst beim Nachfragen wieder eingefallen.

In dem Fall bietet der Strand natürlich nicht wirklich ein sicheres Gefühl. Nach unserem Gespräch jedoch, allein durch das Bewusstwerden, tauchte diese Panik trotz weiterem Abdruck nie wieder auf.
In allen gedanklichen Orten sollte bewusst immer besonders tief eingetaucht werden. Wie fühlt es sich dort an? Was höre ich vielleicht? Was rieche ich? Was sehe ich? Wer ist noch dort? Was passiert dort gerade? Usw. Bewusstwerden und Verstehen durch Fühlen mit allen Sinnen ist oft alles!

Es gibt natürlich auch Patienten, die sich „aus Prinzip nicht auf so einen Scheiß“ einlassen möchten oder können. Gehören Sie vielleicht dazu? Doch dann hätten Sie sicher dieses Buch nicht bis hier hin gelesen. Sollten Sie dennoch sehr skeptisch sein, dann machen Sie sich bitte nochmal bewusst, dass es für beide Seiten doppelt Vorteile bringt. Entspannter = besseres Arbeiten, schnellere Durchführung

= Zeitersparnis, d.h. weniger lang gequält werden UND besseres Ergebnis.

Es geht mir nicht darum, dass Sie ein „psychisches Problem“ haben, welches ich unbedingt heilen möchte. Das ist weder mein Fachgebiet, noch mein Beweggrund. Dennoch schließt das eine das andere nicht aus. Natürlich freut mich auch, wenn ich dazu beigetragen kann, ein Eiskind zu befreien. Es ist einfach eine Erweiterung meiner Werkzeuge, Patienten bestmöglich zu helfen, so wie ich es einst geschworen habe. Doch ich respektiere es natürlich, wenn jemand dies nicht möchte.

Deshalb geht es in diesem Kapitel ausschließlich um die Entspannung von Patienten. Unabhängig davon, ob sie bewusst ein Trauma erlitten haben und ob sie da ran möchten oder nicht. Ich möchte es mir und Ihnen nur leichter machen, eine optimale Versorgung zu gewährleisten und dabei möglichst viel Freude und Spaß haben. Und ich hab deutlich weniger Freude, wenn Sie mehr leiden müssen, als es unbedingt notwendig bzw. unvermeidbar ist.

Selbst wenn sich ein sehr angespannter Patient nicht darauf einlassen kann oder will, aber schon ein recht gutes Vertrauensverhältnis gegeben ist und ein gewisser Humor akzeptiert wird, habe ich auch schon mit einer Assistentin ein „Spiel gespielt“. Diese Entscheidung hatte ich getroffen, um es uns allen leichter zu machen, da die Anspannung unser Arbeiten extrem schwer gemacht hätte. Ich hab die Behandlung begonnen und während dessen schmunzelnd zu dem Patienten gesagt:

„Tja, schade. Ich hätte Sie jetzt gern in Gedanken mit an den Strand genommen, aber ich respektiere es, dass Sie das nicht wollen. Dann geh ich eben mit meiner Assistentin jetzt allein in Gedanken hin. Der Sand fühlt sich schön warm unter unseren Füßen an, die Sonne stahlt hell und wir hören die Wellen rauschen. Es riecht dort nach Salz in der Luft und wir beobachten jetzt einen Bagger (während wir den Rosenbohrer benutzten), der gerade das Fundament der neuen Ferienanlage aushebt. Wir spüren die kräftige Vibration des Baggers im Boden unter unseren Füßen und in unserem ganzen Körper, aber wir sind in sicherer Entfernung und beobachten ihn nur. Wir sind in Sicherheit, beobachten nur und freuen uns einfach auf das Ergebnis. Wäre das schön, da mal Urlaub zu machen. Usw.“

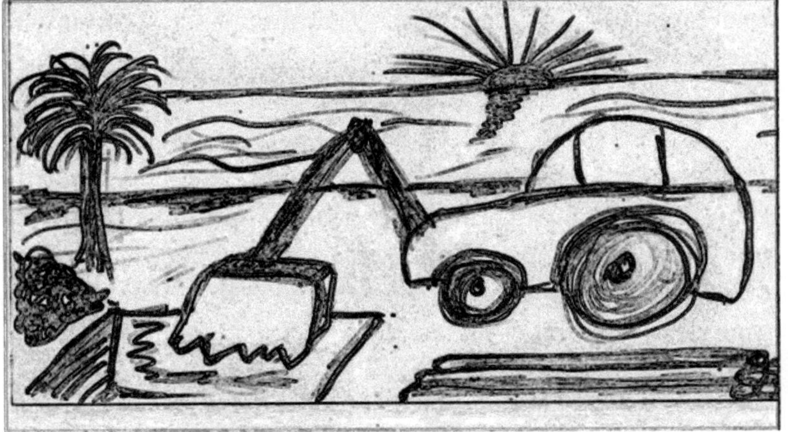

Der Sauger war der laute Meereswind, die Turbine ein Segelflieger usw. Meine Assistenz hatte super mitgespielt. Durch unsere ausführlichen, weiteren Ausführungen kam der Patient gar nicht drum herum, in Gedanken unseren Worten und Bildern zu folgen und musste sogar während der Behandlung manchmal mit lachen. Er war ganz verblüfft, wie entspannt und vor allem schnell diesmal die Behandlung abgelaufen war. Bei all den Fantasiebildern haben wir oft gelacht, weil die Ideen zum Teil echt witzig waren. Und nach dem abschließenden Lagerfeuer in Gedanken war uns allen dreien richtig warm geworden. Als dann noch zu guter Letzt eine weitere Assistentin nach der Behandlung etwas in das Zimmer brachte und sagte: „Hier im Zimmer ist es aber warm!“, mussten wir alle drei herzhaft lachen. Die ursprüngliche Anspannung war auf allen Seiten überhaupt nicht mehr zu spüren. Im Gegenteil!

Dies kann man nicht mit jedem machen, das ist mir klar. Es gehört etwas Fingerspitzengefühl, Empathie und Freude dazu, vielleicht auch ein wenig liebevoller Frechheit, dass man sich selbst nicht ganz so ernst nimmt und ein Gefühl dafür entwickelt, mit wem welche Strategie am besten funktioniert.

Wenn wir ZÄ und Ärzte viele unangenehme, aber unkritische Dinge in etwas kindlicherer, manchmal lustigerer Art und Weise mit einem Augenzwinkern präsentieren würden, also quasi ganz bewusst von innerem Kind zu innerem Eiskind des Patienten, könnten wir viel Spannung rausnehmen. Wenn wir dabei nicht zuuuu albern und kindisch sind, würden die Patienten eher verinnerlichen, dass auch wir NUR Menschen sind und vielleicht auch das eine oder andere doof finden. Selbstverständlich sollte immer der inneren Erwachsenen das ganze verantwortungsvoll und liebevoll steuern und durchaus ernste, erwachsene Phasen an den Tag legen, falls nötig. Wir sind keine Halbgötter in Weiß und keine Schulmeister von oben herab! Auch wir

mögen manche Medikamente und Spritzen nicht und finden vieles unangenehm, was wir den Patienten zumuten müssen, damit sie gesund werden. Sie dürfen nur verstehen, dass wir aus eigener Erfahrung sprechen. Und dass wir diese Art der Kommunikation selber auch irgendwie etwas verrückt und lustig, aber auch schön und heilsam empfinden und eben gleichzeitig unser Handwerk perfekt verstehen.
Getreu dem Motto von Herrn von Hirschhausen „Humor hilft heilen“. Ist er deshalb weniger vertrauenswürdig? Im Gegenteil. So wünschen sich viele Patienten doch den Umgang, da er viel Unangenehmes wesentlich erträglicher macht, oder nicht?

Mit etwas mehr Offenheit und Humor könnten dann sogar vielleicht noch viel mehr Menschen überhaupt diese Hilfe annehmen.

Im Notfall hört der Spaß natürlich sofort auf und es ist ernsthafte Konzentration angesagt, das steht außer Frage! Natürlich sollte bei all dem das Handwerk nicht leiden.
Wobei ich jedes Mal extrem überrascht bin, wie viel besser ich hochkonzentriert arbeiten kann und wie leicht alles läuft, wenn ein Patient richtig tiefenentspannt ist. „In der Ruhe liegt die Kraft“ wird dann meist doppelt spürbar. Hat der Patient dies ein einziges Mal wirklich gefühlt, wird es egal, ob er daran glaubt oder nicht. Er kann sich dann gegen Fortschritte in Richtung Entspannung kaum mehr wehren. Sein innerer Bodyguard in Form des Angst- oder Wutdrachens muss es NUR EINMAL GEFÜHLT und ÜBERlebt haben, dann ist alles offen für eine Veränderung

des Musters. Meist folgen dann Aussagen, wie: „Ich freue mich sogar diesmal darauf, in einem halben Jahr wieder kommen zu dürfen.“. Dann war alles richtig.

Gern sage ich auch mal zu sehr beratungsresistenten Patienten, die bei Erklärungen mit verschränkten Armen in Abwehrhaltung gehen: „Sie spüren jetzt sicher diesen etwas bockigen Teil in ihnen, der sagt: ′Nur weil DU das jetzt sagst, hab ich noch lange keinen Bock darauf, das auch zu machen!′, richtig? Diesen Teil kenne ich auch in mir! Der ist meist entstanden, wenn wir in der Kindheit zu oft gehört haben: Du MUSST etwas tun. Dann entsteht dieser Teil in mir der sagt: ′Wenn ICH mal 18 bin, MUSS ich NICHTS mehr tun, was andere mir sagen!′“, und setze mich dann schmunzelnd, augenzwinkernd, mit ebenfalls verschränkten Armen vor die Patienten hin... Wenn wir dann beide lachen müssen, weil sie sich ertappt fühlen, hab ich gewonnen und sie öffnen ihre Arme.

Spätestens, wenn ich mit dem Spruch komme: „Einen Scheiß MÜSSEN Sie! Aber sie DÜRFEN es tun, wenn sie wollen.“ so derb ausdrücke, ist meist das Eis gebrochen. Eben weil es keiner so von mir erwartet. Einfach mal anders reagieren, als gewöhnlich – der Überraschungseffekt lässt uns leichter aus altbewährten Mustern ausbrechen, weil dadurch deren Sinnhaftigkeit in Frage gestellt wird und wir wachgerüttelt werden.
Bei extrem viel Gegenwehr und Beratungsresistenz ist es manchmal auch hilfreich, Fragen so gezielt zu formulieren, dass die Patienten selber auf die Antworten kommen. Dazu gibt es viele gute Tipps in dem Buch: „Wer hat den

Ball?“ und weitere Ausführungen in dem Kapitel: Besondere Mittel für besondere Herausforderungen.

Neben all den gut gemeinten Tipps für die Kollegen, empfehle ich grundsätzlich jedem Patienten, die o.g. Atemübungen und das Fantasietraining daheim möglichst oft zu üben. Sonst überlassen Sie nämlich nur uns ZÄ die Verantwortung – und das wäre nicht Sinn der Sache. SELBST ist der Mann und die Frau. Raus aus der Ohnmacht. Raus aus dem Ohne-Macht sein. Ich darf mir die Macht wieder zurückholen, in dem ich mir selber helfen lerne.

Die Hauptverantwortung liegt immer bei MIR SELBST! ICH als Patient und ICH als Zahnarzt kann FÜR MICH SELBER alles ändern und ändere damit ALLES um mich herum!

Es ist MEIN Gefühl, MEINE Geschichte, MEINE Chance etwas zu verändern, sei es mit Hilfe oder ohne. Allein, wenn ich mich selber darauf ein lasse und täglich übe... nur 5 Minuten... Atmen, Augen entspannen, Tagträumen mit allen Sinnen und gute Gedanken und einen sicheren Ort in den Kopf erschaffen.... NUR 5 MINUTEN täglich! Ich weiß, ich bin da penetrant und nervig. Doch die Übungen daheim sind unerlässlich, wenn es besser werden soll und ich mich nicht von einer Person abhängig machen möchte. Oder wollen Sie wirklich ein Leben lang abhängig bleiben? Ein Leben lang ohne Macht sein? Ohnmächtig sein?
Halten Sie bei den Übungen zu Hause bitte immer die Hände auf den Bauch. So wird dies zusätzlich wie ein Anker gespeichert, den ich zu Hause schon gesetzt habe

und beim ZA nur reaktiviere, wenn ich die Hände wieder auf den Bauch lege. Allein durch die Übung und die damit verknüpfte Handhaltung wird der Körper automatisch auf Entspannung eingestellt. Wenn ich nun dieses 5 min-Ritual noch täglich speziell vor dem Einschlafen anwende, dann wird eventuell sogar bald die Aufbißschiene gegen das nächtliche Knirschen und Pressen überflüssig werden.

Die ENTSCHEIDUNG für diese Veränderung zu treffen und es dann auch zu TUN, ist der grundlegende Faktor für das GELINGEN. Mir ist klar, dem einen wird es leichter fallen als dem anderen und nicht für jeden wird etwas passendes dabei sein. Dann bitte suchen Sie weiter und machen Sie sich das Leben leichter - und uns ZÄ damit auch ;).

Wollen Sie nun Schwimmen lernen, oder nicht? Denken Sie immer wieder daran:
NUR die Theorie zu kennen, hilft nicht. Wenn man ins tiefe Wasser fällt, dann wird man jämmerlich untergehen. Wer aber im Flachen vorher viel geübt hat, wird schnell den Kopf über Wasser bekommen, wenn er doch mal ins Tiefe reinfällt und den Boden unter den Füßen verliert.

Ein weiteres tolles Werkzeug in der Praxis und im Vorfeld sind Geschichten für Kinder.
Wenn ein Kind nur den Bohrer vor Augen hat und seinem Kopfkino freien Lauf lässt, kann sich das für das Kind schnell dramatisch anfühlen.

Wenn WIR Erwachsene jedoch über den Ablauf des Films

bestimmen, können wir alles lenken, abschwächen und ein lustiges Abenteuer daraus machen. Solche Geschichten können Eltern auch mit den Kindern im Vorfeld gemeinsam zusammenspinnen – möglichst lustig und spannend sollte es sein und das Kind als Sieger daraus hervor gehen.

Wenn ich z.B. bei einem kleinen Kind bohren muss, erkläre ich vorher alles ganz genau:

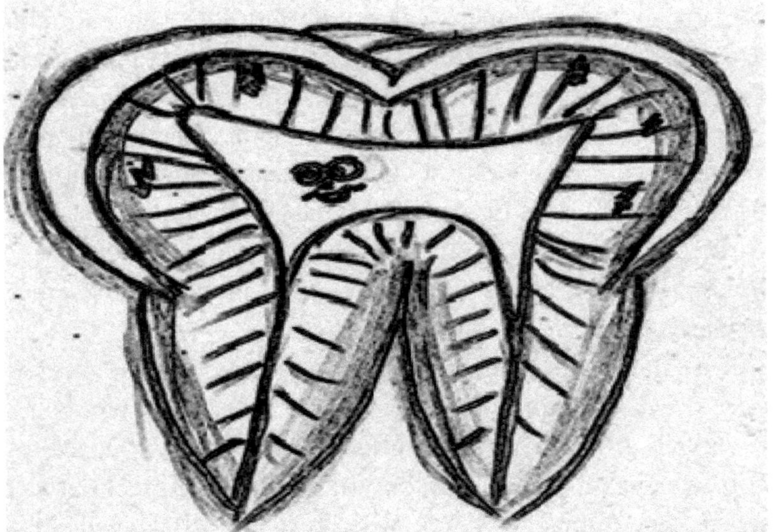

„Jeder Zahn ist wie ein Haus und in jedem Haus wohnt ein kleiner Geist. Wir nennen ihn Nerv. Da der kleine Geist jedoch stumm ist, hat er eine Alarmanlage, mit der er uns mitteilen kann, dass etwas mit seinem Haus nicht in Ordnung ist. Wenn wir nun sein Haus reparieren müssen, dann brauchen wir 2 Bohrer. Der eine Bohrer, um die Tür aufzumachen, ist sehr schnell und deshalb wird er ziemlich warm. So als ob du deine Hände schnell aneinander reibst. Damit es aber nicht zu heiß wird, kommt gleichzeitig Wasser raus und kühlt ihn. Und damit du das Wasser nicht schlucken musst, haben wir einen Wassersauger. Der ist genauso laut wie ein Staubsauger. Und manchmal ist der Sauger ein Quatschkopf und möchte dir ein Küsschen geben. Dann knutscht er plötzlich deine Backe oder Zunge. Ich zeig dir das gleich mal an deiner Hand. Wenn wir dann die Tür offen haben, können wir in die Höhle reinschauen. Da sitzen Karius und Baktus mit ihren Familien drin und fressen in Ruhe deinen Zahn auf. Um die rauszuholen, brauche ich einen Schaufelbagger. Der rumpelt genau wie ein Bagger auf der Baustelle. Auch den kann ich dir am Finger zeigen, dass der dir nicht weh tut. Der kitzelt nur. Wenn es trotzdem weh tut, dann sind das nur Karius und Baktus, die sich an deinem Zahn festhalten und nicht raus wollen."

Dabei ziehe ich leicht am Arm vom Kind mit den Worten: „Eyh, lass los!".

„Es ist dann die Frage, wer gewinnt. Wer stärker ist. Du oder die Bakterien. Wenn du etwas tapfer bist, wirst DU gewinnen. Sind dann alle draußen, kommt ein Duschgel rein, welches die Höhle sauber macht. Das schmeckt etwas sauer und komisch. Genau wie Duschgel zu Hause. Das schmeckt auch nicht. Wenn das dann weg geduscht ist, kommt noch Zahnklebstoff drauf und dann machen wir wie ein Maurer an der Wand das Loch mit Kunststoff zu. Ein wunderschönes, blaues Zauberlicht macht den Klebstoff und den Kunststoff noch hart, damit Du schnell wieder beißen kannst. Vielleicht muss ich dann nochmal sanft mit dem schnellen Bohrer drüber streicheln, falls ich einen Berg drauf gemacht habe. Das können wir mit einem blauen Papier kontrollieren. Und dann sind wir schon fertig."

Vor dem allerersten Bohren wird der Sauger, der Luft- und Wasserspray und der Rosenbohrer vorsichtig an der Hand vorgeführt. Ich denke, dies tun die meisten meiner Kolleg(inn)en schon lange, vielleicht nur ohne die Geschichte dazu. Da Kinder aber immer eine blühende Fantasie haben, ist es sinnvoll, dieser nicht freien Lauf in eine Dramatik zu lassen, sondern sie gezielt zu lenken.

Wir drehen meist dann beim Bohren auch erstmal nur „3 Runden“ mit lautem Zählen, damit die Kinder eine zeitliche Orientierung haben – etwas, woran sie sich „festhalten“ können. Dann Pause. Da Zeit aber relativ ist, ist entscheidend, wie langsam ich zähle und wie ich diese fülle, um sie gefühlt zu verkürzen:
„War heftig, gell?“
„Hmmm.“
„Aber prima, wir haben schon fast alle draußen. Lass mich nochmal schauen. Oh nein! Die Oma sitzt noch im Schaukelstuhl in der Ecke und freut sich, dass wir sie nicht gefunden haben! So ein Mist! Komm – wir schaffen noch ne Runde, um die Oma noch zu schnappen, damit sie nicht alle wieder reinholt, okay?“
„Ja, aber nur bis 2“
„Okay, los geht’s. Nein - ist die schnell! Komm her du freche Oma! Jetzt hab ich Dich gleich! Na jetzt aber! Geschafft! Jetzt hab ich doch glatt vergessen zu zählen wegen der frechen Oma. Entschuldige. Aber prima! Wenn jetzt alle draußen sind, müssen wir schnell noch die Tür wieder schließen. Hast du die Alarmanlage gespürt?“
„Ja“

„Wenn wir nochmal pusten müssen, wirst du sie wieder spüren, aber das schaffst du! Du bist ja so ein tapferer Krieger!“.
„Ja“.
„Sprich am besten in Gedanken mit dem kleinen Geist und beruhige ihn, dass wir doch nur sein Haus fertig reparieren. Kannst du das für mich tun?“.
„Ja, mach ich!“.

Oft müssen die Kinder beim Bohren bei diesen lustigen Geschichten mit der frechen Oma sogar lachen und sind stolz, „helfen“ zu können, obwohl es manchmal sicher ziemlich weh tut. Und abschließend gibt es einen coolen „Give me five - Handschlag“ - ein Abklatschen voller Kraft über den errungenen Sieg. Ich bestehe immer auf einem kraftvollen Klatscher, und dass sie anschließend voller Stolz als Sieger raus gehen. Auch weil sie sich der Angst und dem Unangenehmen mutig gestellt haben und so über sich hinausgewachsen sind.

Diese Märchen und Geschichten kennen keine Grenzen und helfen oft auch bei Erwachsenen. Dann sind es aber eher Erinnerungen oder Träume – einfach irgendwas Schönes, wie vorhin schon mal erwähnt. Der Rosenbohrer könnte dann ein Bagger, eine Kettensäge oder ein Traktor sein, der irgendetwas erschafft, was der Patient toll findet: der das Fundament des Traumhauses am Strand ausbaggert, endlich mal selber auf einem Traktor sitzen, aus sicherer Entfernung beobachten, wie ein Baum gefällt wird, damit daraus mein neuer Tisch wird o.ä.
Die Turbine könnte ein Segelflieger sein, der über unseren

Köpfen kreist, oder ein Motorboot auf dem Meer, welches ich beobachte. Der Sauger wäre ein Sturm am Strand und wir sitzen im Trockenen vor dem Kamin und schauen aufs Meer hinaus. usw. Wenn es schmerzfrei ist, können die Gedanken lernen, weg zu gehen... weg von den alten, dramatischen, hin zu neuen angenehmeren Bildern.

Unserer Fantasie sind keine Grenzen gesetzt – erwecken wir sie doch wieder zum Leben!
Diese „Werkzeuge“ in Bilderform stehen sowohl den Kollegen als äußere Hilfestellung, als auch den Patienten in Eigenregie zur Verfügung. Letzteres ist besonders heilsam, da sie so unabhängig vom Behandler werden und für ihre Gefühle selber die Verantwortung übernehmen können.

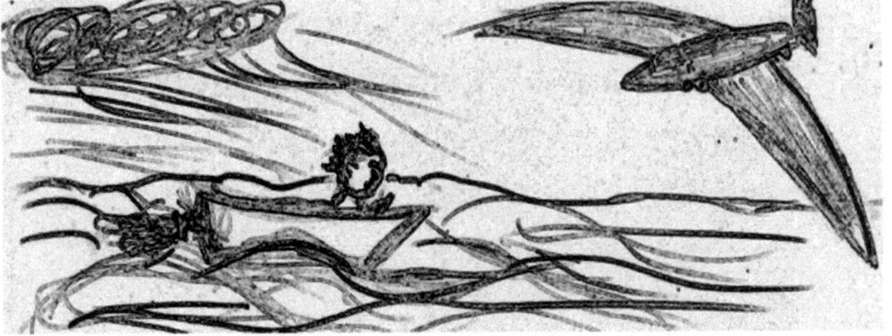

DAS ist selber Laufen lernen! Selber für sich sorgen lernen – und somit unabhängig vom Außen werden.

So lerne ich, mir unangenehme Situationen selber erträglicher zu machen. Dies wird jedoch erst dann funktionieren, wenn ich vorher meinen Schutzdrachen beruhigt und mein Eiskind ausgefrostet habe – sonst lassen mir die beiden nämlich keinen Raum für bewusst gelenkte Gedanken und werden alles andere ablehnen. Dann sind wir wieder bei den oft nicht funktionierenden Entspannungstechniken bei ZA. Nur weil uns nicht bewusst ist, dass das schon Schritt zwei ist und wir Schritt eins glatt vergessen haben. Oder weil wir es vielleicht als unangemessen ansehen, die Patienten so tief zu berühren und durchzuschütteln, da es ja nicht „unser Job" ist. Doch nur so macht Schritt zwei auch Sinn und wird funktionieren.

Und gibt es was Schöneres als lachende Kinder und natürlich auch Erwachsene beim Bohren und völlig verblüfft schauende Eltern? Besonders wenn Worten fallen, wie:
„Das hab ich ja noch nie erlebt! Bisher war es immer eine Katastrophe!"
Ich war absolut verblüfft, als ein Kind mal anfing zu weinen, weil wir mal NICHT bohren mussten. Auch das gab es schon.

Seien wir doch die BESONDEREN Zahnärzte!

Mein Grundverständnis vom inneren Kind und inneren Erwachsenen.
Möglichst ausführlich, bildhaft und einfach dargestellt.

Seit ich mir für viele Dinge ganz einfache Bilder, Geschichten und Sprüche gesucht habe und diese zum Erklären benutze, fangen viele Menschen plötzlich an, mich und auch sich selber besser zu verstehen. Sie beginnen, mich an ihr Herz zu lassen und ich komme meinem Ziel näher, möglichst viel dauerhaft zu verändern.

Ein reales Kind sollte eigentlich immer sehr liebevoll, verständnisvoll, mit gesunden Grenzen und ohne traumatische Erlebnisse aufwachsen. Negative Erlebnisse gehören allerdings auch dazu, um für das Leben gewappnet zu sein. Fängt man das Kind in diesen Momenten mit all seinen Emotionen voll auf, wird es so unglaublich stark werden. So könnte es mit jedem Jahr mehr Eigenverantwortung bekommen und nebenbei lernen, sich selbst zu lieben, zu achten und zu schützen. Dann würde sich in dem Menschen neben dem glücklichen, inneren Kind gleichzeitig ein liebevoller, starker, behütender innerer Erwachsener entwickeln, welcher das innere Kind immer im Auge behält. Dies würde bedeuten, dass dieser ein Leben lang bewusst in Kontakt mit dem inneren Kind steht, es in Entscheidungen mit einbezieht, damit es glücklich bleibt, und es bestmöglich beschützt ohne es einzuengen. Dazu gehört auch, ihm mal liebevoll Grenzen zu setzten, wenn es zu überschwänglich wird und damit das Leben riskiert oder Grenzen anderer nicht respektiert und achtet. So wäre der Plan. Darauf sollten wir immer hinarbeiten.

Diese sich so entwickelnden realen Erwachsenen werden zu empathischen, vernünftigen Herzmenschen, welche im echten Leben dann überwiegend ausgeglichen, sehr verantwortungsbewusst und stark sind. Sie können gut selbst reflektieren und mit Liebe sehr kraftvoll führen, gehen mit kindlicher Leichtigkeit, neugierig, fröhlich durchs Leben und nehmen sich selbst nicht ganz so ernst. Sie spielen eher voller Freude, Offenheit und Dankbarkeit das „Spiel des Lebens" anstatt sich durch den „Ernst des Lebens durchzubeißen" und sie versuchen, aus jeder Situation das Beste heraus zu holen. Die meisten Entscheidungen werden voller ehrlicher, gesunder Verantwortung aus dem Herzen heraus getroffen. Ein schützendes, hartes, kampfbereites Ego oder die Schutzdrachen, sind nur noch bei wirklich lebensbedrohlichen Situationen notwendig.

Doch der Mensch ist Mensch. Und keiner von uns ist in vollem Umfang so aufgewachsen.

Wird jedoch als krasses Gegenbeispiel ein Kind im echten Leben voller Härte, Unverständnis und Ungeduld aufgezogen oder erlebt viele traumatische Erfahrungen, ohne dabei aufgefangen und gehalten zu werden, dann entsteht meist ein ebenso harter, verständnisloser und ungeduldiger, innerer und äußerer Erwachsener, welcher mit dem inneren Kind ebenso hart und kalt umgeht. So, wie es eben vorgelebt wurde. So wie wir selber schwimmen gelernt haben, so führen und geben wir es oft weiter.
Ein LIEBEVOLL schützender innerer Erwachsener bzw. der Kontakt zu ihm fehlt komplett.

Daher muss das verletzbare, schutzbedürftige innere Kind selber gewisse Überlebensstrategien entwickeln. Es wird eine Mauer um sich herum bauen und einen sehr wütenden, kalten, harten Avatar, einen Angst- oder Wutdrachen erschaffen und als Burgwächter einsetzen. Dieser würde sofort eingreifen, wenn es dem verletzten inneren Kind schlecht zu gehen droht. Im Laufe der Zeit entwickelt er ein Eigenleben. So kommt keiner mehr an das Kind ran und es hat irgendwann selber auch keine Chance mehr, zu dem inneren Erwachsenen Kontakt aufzunehmen, selbst wenn es wöllte. Irgendwann gibt vielleicht der weiche innere Teil – das innere Kind im Inneren der Festung auf. Es zieht sich komplett zurück und verhungert im Laufe der Zeit, so dass irgendwann nur noch eine innere Leere und äußere Härte übrigbleibt. Wenn Menschen bei Begegnungen bissig, überheblich oder resigniert reagieren, dann hat in der Regel das innere Kind die Hoffnung schon aufgegeben, jemals verstanden zu werden. Dann hat der Eisdrache gewonnen.

Dem inneren Erwachsenen fehlt in beiden Fällen eine gesunde Verbindung zum inneren Kind. Vielleicht merkt dieser Teil zwar, dass ihm was fehlt, aber er weiß gar nicht, wie er rankommen soll, da der Schutz einfach zu massiv ist.

Diesen realen Erwachsenen geht im Leben oft die Leichtigkeit verloren und in ausgeprägten Fällen entwickeln sie ein kaltes Herz und ein stark ausgeprägtes, ungesundes Ego. Das Ego wird versuchen, durch äußeren Besitz und erzwungene Verhaltensweisen der Umwelt etwas Freude im Inneren zu erschaffen. Oder das komplette Gegenteil tritt ein. Wenn das innere Kind komplett aufgegeben hat, dann geht das Ego ganz verloren und sie leiden so sehr unter ihrer inneren Leere, dass Depressionen, Burn Out, Suizidversuche usw. leider vorprogrammiert sind.

Manchmal brechen auch plötzlich diese sonst in Schutzmauern gesicherten, inneren Kinder, diese so gut geschützten, verborgenen Emotionen, geballt an die Oberfläche und eine PTBS (post traumatische Belastungsstörung) oder Panikattacke findet ihren Weg.

Zwischen diesen beiden Möglichkeiten gibt es natürlich Unmengen Zwischenvarianten. Und wir haben eine reale Chance, das alles jetzt noch auszugleichen. Wir könnten den ersten Schritt in Richtung Herzmenschen wagen. Alle! Wenn wir uns trauen, hin zu schauen. Das größte Problem ist jedoch meist, dass wir uns negative Gefühle oft nicht wirklich bewusst genehmigen, obwohl sie dennoch da sind. Es sei denn, es war ne Katastrophe. Dann sind wir oft in der Wut gefangen, obwohl eine innere Stimme sagt: du sollst nicht wütend sein. Annehmen und Genehmigen: Ja! An anderen auslassen: Nein!

Meiner Meinung nach sollte erst Mal diesen inneren Kindern Raum gegeben werden, egal ob der Verstand das nachvollziehen kann oder nicht! Gleichzeitig wird so ein liebevoller innerer Erwachsener gestärkt. Nur so kann die Kommunikation dieser beiden Anteile verbessert werden. Einige Möglichkeiten der Begegnung zwischen den Beiden habe ich bereits aufgezeigt. So könnte dieses Auftreten von Panikattacken in Zukunft wahrscheinlich ziemlich gut vermieden oder zumindest abgeschwächt werden.

Ich stelle mir unser Inneres immer wieder auf folgende Weise vor und kann es so besser greifen und damit auch BE-greifen:

Gehen wir mal davon aus, dass wir eben nicht nur EINE komplette Seele sind, sondern stattdessen aus mehrere Seelenanteilen, aus mehreren verschiedenen Facetten zusammen gesetzt sind. Und was vielleicht jede Facette grundlegend beeinflusst: die kindliche und die erwachsene Seite in uns. Dann lässt sich vieles gut erKLÄREN, je nachdem, ob sie getrennt voneinander handeln oder eben gemeinsam.

Die erwachsene Seite in mir steht für meinen rationalen, nüchternen, abwägenden, verantwortungsbewussten Anteil in mir. Sie ist mein klarer Kopf, Verstand und die rationale Vernunft, das Pragmatische, das Abwägen zwischen richtig und falsch, vielleicht sogar emotionslos.
Die kindliche Seite hingegen steht für mich symbolisch für alles Emotionale, die Gefühle, die Intuition, Wünsche, Träume usw., also für den verletzlichen, zu schützenden, emotionalen, offenherzigen Anteil in mir – eben die Krite-

rien, die einem kleinen Kind zugeordnet werden.

Ich werde immer verletzlich bleiben, auch wenn ich nicht mehr dieses kleine Kind bin. Deshalb wird auch immer das Kind in mir präsent und an meiner Seite sein. Das Kind in mir sind meine Herzentscheidungen, mein Bauchgefühl.

Beide können getrennt voneinander regieren oder aber im Einklang.

Das ist erkennbar daran, dass sich diese vielen Unterfacetten unterschiedlich nach außen hin zeigen, je nachdem, ob

- (K) das verletzte Kind, also sein **emotional übersteuertes** Ego bzw. sein unkontrollierter Schutzdrache der Wut oder Angst regiert, oder ob
- (E) der harte Erwachsene, also das kalte, **emotionslose** Ego regiert, wenn also der Eisdrache gewonnen hat und das komplette innere Kind eingefroren ist, oder ob
- (HM) der Herzmensch mit Köpfchen, also der nach außen und innen liebevolle Erwachsene ZUSAMMEN mit dem inneren Kind all diese Facetten verantwortungsbewusst und aus dem Herzen heraus auslebt.

Nun finden wir diese drei Varianten in jeder Facette, in jeder Seite von uns wieder, je nach dem, wer das Zepter hat und je nachdem, ob es verletzte Anteile gibt oder nicht. Entscheidend ist, ob ein verletzter Anteil durch die äußere Situation getriggert wird:
Die starke, männliche Seite:

- vor Wut die Fäuste auspackend und so auch sich selbst verletzend (K)

- diktatorisch, blinden Gehorsam fordernd ohne Kompromisse = abgestorbenes Herz, kaltes Ego (E)
- königlich alle Seiten anhörend, mit kraftvoller Überzeugung, weise und gerecht Frieden stiftend (HM);

Die weiche, weibliche Seite:

- voller Angst alles still ohne Einspruch erduldend, die sich immer verbiegt, anpasst und sich selbst dabei vergisst, um es allen recht zu machen (K)
- gefühllos und kalt ihre Pflicht erledigend = abgestorbenes Herz, kaltes Ego (E)
- eher mit Sanftmut Lösungen und die goldene Mitte findend (HM);

Die mütterliche Seite:

- besitzergreifend, erdrückend, Flügel verhindernd (K)
- kaltherzig, nur notwendigste Pflichterfüllung, keine Nestwärme gebend (E)
- Nestwärme und Flügel schenkend (HM);

Die väterliche Seite:

- erdrückend, besitzergreifend, abschirmend (K)
- diktatorisch, kaltherzig (E)
- verantwortungsbewusst – kraftvoll motivierend, beschützend (HM);

Die Lehrerseite:

- Besserwisser, Klugscheißer, „Ich weiß das eh besser als ihr!“ (K)
- die, die ohne ausführliche Erklärungen Wissen voraussetzt, Diktator (E)
- Coach, der eine Hand reicht und zur Seite steht, um selber die Antworten zu finden (HM);

Die Animateurseite, der Clown in uns:

- übertrieben kindisch, will alle mitreißen, egal ob sie es

brauchen (K)

- zwanghaft albern, ohne Rücksicht auf andere oder Verluste, Späße auf Kosten von anderen, zynisch, arrogant (E)
- ausgelassen fröhlich, respektvoll, nimmt sich selbst nicht so ernst (HM);

Die vergleichende Seite:

- neidisch aggressiv, bockig, „Ich will das auch haben!“, nimmt es anderen weg (K)
- missgünstig, egozentrisch, nimmt sich einfach alles ohne Rücksicht auf andere (E)
- gönnend und zielstrebig, die Ziele und Träume selber aus eigener Kraft zu erreichen (HM);

Die wütende Seite:

- jähzornig, bockig, egoistisch (K)
- kaltherzig, verletzend, egozentrisch (E)
- mit verantwortungs- und kraftvollem Durchsetzungsvermögen (HM);

Die bockige Seite:

- stur, unbelehrbar, Ohren zu haltend (K)
- egozentrisch, rücksichtslos, „andere gehen mich nichts an“, selbstverliebt (E)
- selbstbewusst, standhaft, verantwortungsbewusst, voller gesunder Selbstliebe (HM);

Die gerechte, richterliche Seite:

- nur die eigene Sichtweise sehend, egozentrisch (K)
- verurteilend ohne alle Aspekte gehört zu haben, „selber Schuld“ (E)
- alle Sichtweisen betrachtend, auch den eigenen Beitrag sehend (HM);

usw.

Dabei ist erkennbar, dass sich unser Verhalten nach außen oft ähnelt, wenn wir aus dem verletzten Kind heraus oder aus dem kalten, herzlosen Erwachsenen heraus reagieren, weil bei beiden Varianten die Schutzstrategien, also deren Avatare regieren. Wütend und ängstlich ohne Sinn und Verstand zum Schutz des inneren Kindes, oder kalt und vernünftig ohne Mitgefühl und Emotionen, weil das innere Kind komplett eingefroren ist.

Wirklich aus dem Herzen heraus liebevoll und selbstlos kann ein realer Erwachsener nur dann sein, wenn sein inneres Kind glücklich ist, es mit dem inneren Erwachsenen in ständigem Kontakt steht und zwischen den beiden Eintracht herrscht. Nur wenn ich mich selber nicht benachteiligt fühle und keine Gegenleistung erwarte, wenn ich etwas gebe, dann kommt die Entscheidung aus freiem Herzen vom Herzmenschen.

Kindliche Leichtigkeit und Emotionalität im Einklang mit klarem Verstand und Vernunft, so wäre die Balance. Dann wären wir in unserer Mitte. Herzmenschen voller Empathie und allumfassendem Verantwortungsbewusstsein.

All diese Seiten oder Unterfacetten finden wir sowohl in Männern als auch in Frauen, nur vielleicht unterschiedlich gewichtet.

Und je nach dem, wer regiert, so zeige ich mich nach außen. Wenn der Erwachsene in **Zusammenarbeit** mit dem inneren Kind das Zepter hat, werden wir weise, voller Selbstliebe, zum besten Wohle aller und mit Bedacht als

Herzmenschen regieren, agieren und reagieren. Dabei ist es völlig egal, welche o.g. Rolle wir gerade ausleben.

Wenn hingegen NUR der nüchterne, kalte, emotionslose Erwachsene das Zepter hat, werden wir nur aus dem kalten, nüchternen Verstand heraus reagieren und kaum Mitgefühl zeigen können, da er nicht mit dem emotionalen, kindlichen Teil verbunden ist. Diese Menschen strahlen oft eine extreme Kälte aus und neigen zu innerer Leere.

Und wenn NUR das emotional übersteuerte, verletzte Kind in uns regiert bzw. seinen Schutzdrachen freien Lauf gewährt, ohne die Vernunft des Erwachsenen, dann werden wir nur aus einer UNvernunft und oft übersteuerten Emotion heraus reagieren können. Dann sind wir sehr schnell bei Selbstverliebtheit, krankhaftem Egoismus und Narzissmus.

Grundsätzlich halte ich es schon für sinnvoll, aus dem Bauch heraus zu entscheiden, wenn unser Verstand gleichzeitig eingeschaltet ist. Sitzen im Bauch aber noch zu viele unerlöste Eiskinder samt ihren Avataren, wird unsere Intuition, also unser ECHTES, gesundes, verantwortungsvolles Bauchgefühl gar keinen Platz haben und das unkontrollierte Ego gewinnen, weil der Verstand keinen Einfluss mehr hat. Und das wird i.d.R. von Jahr zu Jahr schlimmer und intensiver. Es sei denn, ich begebe mich auf den inneren Weg zu mir selbst. Kennen wir uns denn wirklich? Wissen wir immer, warum wir in bestimmten Situationen überschießend reagieren?

Wir explodieren z.B. viel zu spät aus einer viel zu lange angestauten Wut heraus und zerstören damit vielleicht alles. Dennoch fühlen wir uns anschließend oft schuldig wegen der völlig überschießenden Reaktion. Und wie oft tappen wir immer wieder in die gleiche Falle, anstatt rechtzeitig dieses Gefühl, dass „etwas nicht richtig läuft", wahrzunehmen und uns möglichst schnellstens liebevoll abzugrenzen oder um eine Auszeit zu bitten? Dies würde alle möglichen Wege offenhalten und sicher eher zum Ziel führen.

Ist uns das alles aber noch unbewusst, wird oft das verletzte Kind, bzw. seine Schutzdrachen das Zepter übernehmen und vieles kaputt machen, weil es eben die Weisheit eines Erwachsenen einfach noch nicht hat. Es reagiert viel zu spät, weil es z.B. gelernt hat: „Du musst alles kritiklos, blind und gehorsam hinnehmen" oder es reagiert viel zu schnell zu heftig, weil es einfach „keinen Bock mehr hat", alles wortlos zu schlucken. Und regiert nur der harte, kalte, verständnislose Erwachsene, werden im Laufe der Zeit alle Gefühle in der Umgebung absterben... Eiszeit... Innen wir außen, außen wie innen.

Es fehlt uns, so zu sagen, der Regisseur über unser eigenes Leben und über unsere Facetten. Statt der Zusammenarbeit der kindlichen und der erwachsenen Anteile in uns wird es eher zu einem endlosen Kampf zwischen den beiden. Wir werden so z.B. zu freudlos und nüchtern durch die Welt laufen, wenn nur der harte Erwachsene regiert und der emotionale Teil von uns aus Angst vor Verletzung hinter einer Mauer gesichert wurde. Und wir können irgendwann die Freude in unserem Inneren nicht mehr halten. Oder wir werden zu oft z.B. sehr ängstlich, bockig, albern unvernünftig, egoistisch, verletzend, übertrieben theatralisch reagieren, wenn das Kind allein das Zepter hat und damit viele Beziehungen zerstören.

Werden uns aber diese Zusammenhänge irgendwann mal wirklich BEWUSST, dann haben wir eine riesige Chance: wir können selber zum Regisseur über unser Inneres werden. Je nach Situation können wir dann immer früher erkennen, wer das Zepter hat und sehr weise darüber entscheiden lernen, wer es gerade haben sollte. Am besten sollte es natürlich immer der liebevolle Erwachsene zusammen mit dem inneren Kind haben, also der Herzmensch! Nur so können wir schlimme Situationen vermeiden, die wir später bereuen. So kommen wir viel leichter zum Ziel und bekommen unglaubliches Potential.

Ist es nicht oft so, dass uns manchmal unser Verhalten oder unsere Gedanken von dem ursprünglichen Ziel in die entgegengesetzte Richtung katapultiert? Und das nur weil unser Gegenüber unbewusst ein Knöpfchen, ich nenne es auch Tretmine, bei uns gedrückt hat?
Z.B. wenn ich mich auf einen schönen Abend zu zweit freue, reicht ein kleines, unbedachtes Wort vom Gegenüber, auf das ich RE-agiere und damit – wenn es dumm läuft - wiederum seine Knöpfchen drücke. Plötzlich kippt die Stimmung derart, dass an einen gemeinsamen Abend in den nächsten Wochen nicht mal zu denken ist. Und darüber sind wir dann meist noch viel frustrierter, weil unser Ziel wie eine Seifenblase zerplatzt ist.

Kampf zweier Eiskinder, Kampf zweier Avatare... Zerstörung pur!

Rufe ich Wut in den Wald hinein, wird das Echo mit Wut antworten. Das wissen wir doch alle, tun es trotzdem und beschweren uns dann aber! *Wenn mir das Echo nicht gefällt, sollte ich achtsamer rufen!*

Würde ich oder mein Partner jetzt die Tretminen, bzw. inneren Eiskinder schon kennen und wären bereit hinzuschauen, könnten wir ganz anders mit solchen Situation umgehen.
So ist i.d.R. die Ursache jedes Verhaltens, welches emotional grenzwertig erscheint, in einem verletzten inneren Kinderanteil zu suchen.

Z.B. geht eine kindliche Mama anders mit ihrem Puppenkind um: sie will es oft nicht hergeben: „Das ist meins!“. Das spricht von einem verletzten Herz ohne Verstand, da Kinder kein Besitz sind. Eine erwachsene, liebevolle Herzmama hingegen würde loslassen, beobachten und im Notfall zur Stelle sein - damit ihr Kind fliegen lernen kann, aber bei ´ner Bruchlandung Hilfe erhält. Da ist das Herz in Verbindung mit dem Verstand. Als dritte Variante die herzlose Mama. Ihr wäre alles weitere egal, da Loslassen „endlich“ an der Zeit ist. Da regiert der Verstand ohne Verbindung zum Herz, da sie von ihren Gefühlen, also von ihrem inneren Kind abgeschnitten ist, weil dieses vielleicht komplett eingefroren ist und zu sehr von seinen Avataren geschützt wird.

Wenn sich also eine reale, erwachsene Mutter sehr schwertut, ihre Kinder loszulassen (sogenannte Helikoptereltern), dann hat sie i.d.R. selber als Kind irgend etwas loslassen müssen, was ihr sehr wichtig war, und was ihr extrem schwergefallen ist. Oder sie ist selber zu früh losgelassen worden und möchte dies jetzt für ihre eigenen Kinder vermeiden. Oder sie bekommt durch die Kinder ein unerfülltes Bedürfnis z.B. nach Nähe, Verbundenheit und bedingungsloser Liebe gestillt. Sie hat dies jedoch nie bewusst wahrgenommen und verarbeitet. So wird dann der Schmerz, der Verlust, die Angst, oder die Leere aus der eigenen Kindheit im Erwachsenenalter durch den Umgang zu den eigenen Kindern unbewusst getriggert. Sofort wird dann das innere verletzte Kind bzw. dessen Schutzdrachen in der Mutter das Zepter übernehmen, damit dieser Schmerz NIE wieder eintrifft. Damian Richter würde diesen Schutzreflex auch den „Bodyguard" in uns nennen, der dafür sorgt, dass wir in alten Mustern drinbleiben, ohne sie je zu hinterfragen, weil er aus Erfahrung heraus sicher weiß, dass wir diese „überleben", egal ob es gut ist oder nicht.

Und worauf wird es dann hinauslaufen?
Ziemlich wahrscheinlich darauf, dass sich das echte Kind schneller und mehr zurückzieht, als andere, weil es sich erdrückt fühlt oder es kann seinen eigenen Weg nicht frei gehen. Also genau das, was die Mutter unbewusst eigentlich vermeiden wollte. Das Gegenteil wird erreicht!

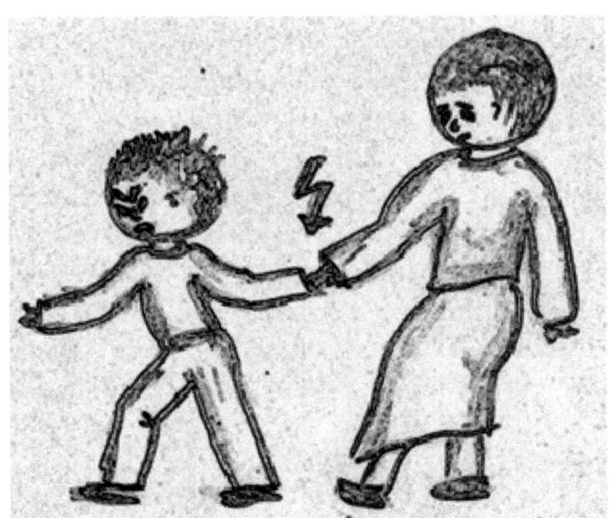

Oder das Kind hat gar keine Chance sich frei zu entwickeln und wird im Leben sehr schwer selbstständig klarkommen. So wie ein durch äußere Hilfe zu früh aus der Puppe „befreiter“ Schmetterling nie fliegen lernen wird, da das reguläre Entwicklungsmuster gestört wurde.

DIESE in so vielen Situationen steckengebliebenen oder eingefrorenen Eiskinder in uns gilt es zu finden, an die Hand zu nehmen und zu retten! Eins nach dem anderen. Jeder seine eigenen. Und manchmal darf man auch andere anstupsen und wachrütteln.

So habe ich es mir zur Aufgabe gemacht, die oft in der Kindheit eingefrorenen und beim ZA spürbaren Eiskinder zu finden, also die Anteile, die durch traumatisierende Erlebnisse meist in der Kindheit dazu geführt haben, dass:

- ein *gesteigerter Würgereflex* vorliegt: Diese mussten vielleicht bei einer OP mal intubiert werden, oder widerlich schmeckende Medizin schlucken, oder sie fanden als Kind irgendetwas „zum Kotzen“,

- *massive Angst bei zu viel Wasser im Mund* spürbar ist: Sie sind vielleicht mal fast ertrunken oder erstickt, oder wurden spielerisch unter Wasser gedrückt, oder haben Erinnerungen von Operationen,
- *massive Angst vor Spritzen, Geräuschen, Gerüchen, vor Verurteilungen*, usw. spürbar ist: Diese haben i.d.R. traumatisierende Erlebnisse bei ZA oder Arzt hinter sich.

Usw.

Ich möchte dabei als erstes Bewusstsein erschaffen, dass überhaupt etwas geändert werden KANN. Dann mögliche Wege aufzeigen und bei den ersten Schritten zur Seite stehen und dabei gegebenenfalls die Hand reichen!

Erst wenn wir verstanden haben, wieso, weshalb, warum sich das alles so anfühlt, kann eine Veränderung in Gang kommen. Wenn wir verstehen, dass diese Schutzmechanismen normal sind, uns bis heute gut geschützt haben und daher auch gut waren, wird vieles leichter. Deshalb wiederhole ich auch immer wieder einiges, damit es wirklich im Inneren ankommt, auch wenn es vielleicht manchmal nervig ist.

Die alten Muster loslassen, die neuen Werkzeuge in die Hand nehmen, für sich anpassen und dann auch REGELMÄSSIG, wenn möglich täglich, anwenden, DARF jeder für sich selber tun. DAS liegt in der Verantwortung eines jeden Menschen selbst. Denken Sie daran: MÜSSEN tun wir einen Scheiß! Aber wir DÜRFEN!

Ich werde immer wieder dazu ermutigen, da auch ich selber davon profitiere. Wie gesagt: ist der Patient entspannt, kann ich besser arbeiten. Kann ich besser arbeiten, ist das Ergebnis besser, dann bin auch ich zufriedener. Eine Win-Win-Situation. Beide Seiten haben etwas davon.

Wenn wir die Chance, ergreifen möchten, der Regisseur unserer eignen Facetten zu werden und endlich wirklich das Zepter über unsere Leben zu bekommen, dann ist es dafür unausweichlich, die eigene Maske fallen zu lassen! Egal ob Patient, Eltern, Begleiter, ZA, Arzt o.a.! Um unsere eigenen Gefühle bedingungslos annehmen und raus lassen zu lernen.

Setzen wir nämlich in jeder Lebenslage bewusst die bestmögliche Facette ein, werden wir viel öfters zum Ziel kommen, allumfassend verantwortungsbewusst handeln lernen und mit all unseren Entscheidungen und unserem Auftreten im Frieden sein. In der Schule sollte nämlich z.B. die neugierige Seite und nicht die Clownseite das Zepter haben, es sei denn wir sind gerade in der Theater AG. Beim Bespaßen eines kleinen Kindes ist jedoch eher der Animateur gefragt. Lehrer könnten vielleicht mithilfe der Clownfacette den Spaß am Unterricht und am Lernen wieder erwecken.

Unser inneres Kind sollte immer Raum in uns bekommen, da wir mit Leichtigkeit und voller Emotionen leben möch-

ten. Und der Erwachsene in uns ebenso, da das Kind immer einen Schutz braucht. Jede Facette darf das Zepter mal bekommen, jede zu ihrer Zeit mit vollem Bewusstsein und immer im Einklang zwischen innerem Kind und innerem Erwachsenem – nur so bin ich liebevoll, empathisch und ganz „bei mir".

Ein HERZMENSCH eben.

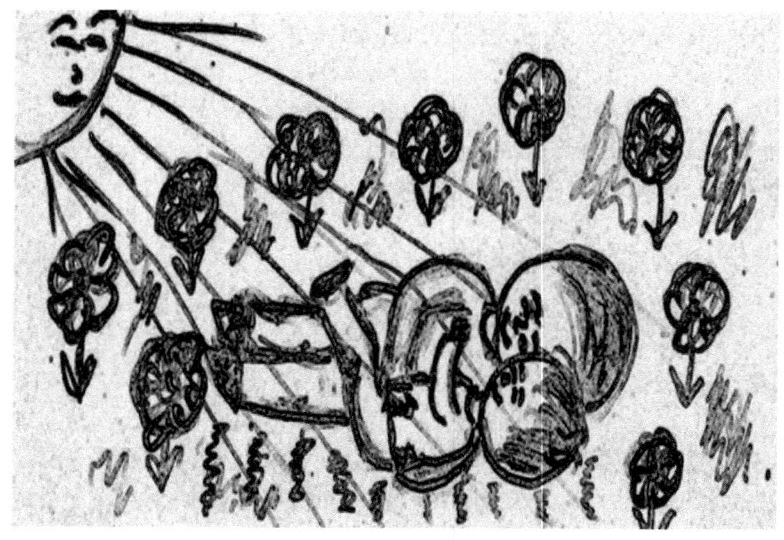

Alltagsbeispiel zum inneren Zwiespalt: Endloser Kampf zwischen kaltem, hartem Erwachsenen und verletztem, innerem Kind

Kennen wir das nicht alle? Der kühle Kopf, also der nüchterne Erwachsene, ist meist vernünftig und er weiß viel. Doch manchmal lässt sich diese Vernunft trotzdem nicht ausleben, weil offensichtlich das Unterbewusstsein, also eben das emotional überreagierende Kind in uns, gewinnt - der so oft erwähnte innere Schweinehund. Oder es ist eben ein bockiger Anteil, der einfach nicht mehr auf andere bzw. den Erwachsenen und die Vernunft hören will. Dieser Teil in mir hat keinen Bock mehr zu gehorchen. Das innere Kind hat sich geschworen: „Wenn ich mal 18 bin, dann mach ich nur noch was ICH will!“ Und die beiden sind sich leider sehr oft nicht einig.

Oder es ist genau anders herum. Mein Verstand siegt zu oft, geht viel zu nüchtern an Dinge ran und wird dadurch an vielen Stellen zum Spielverderber.

Der so viel zitierte „innere Kampf“ nimmt seinen Lauf: endlos und herzzerreißend.
„Zwei Seelen wohnen ach in meiner Brust“ - das erkannte schon Goethe in Faust.
Kopf gegen Herz oder Herz gegen Kopf. Je nach dem, wer in welcher Situation gewinnt, verletzend oder schädigend wird es auf jeden Fall.

Und WIE oft tappen wir in immer wieder die gleichen Fallen???? Sind wir nicht Meister darin, besonders wenn es um Beziehungen geht?

Doch auch beim ZA finden wir das:

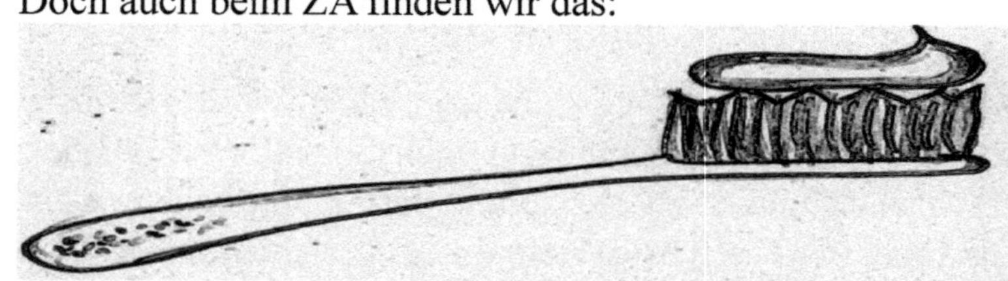

Wie oft erleben wir oder unsere Kinder es, dass unser Verstand zwar weiß, dass das Zähneputzen wichtig ist und wir auch jedes Mal vom Zahnarzt darauf hingewiesen oder bei mangelhafter Pflege sogar gescholten werden. Dennoch verfallen wir dann aber trotz anfänglicher Motivation nach ein paar Tagen oder Wochen wieder in unser altes Muster zurück. Der innere Schweinehund hat mal wieder gewonnen – keinen Bock zum Putzen:
zu zeitaufwendig und mühevoll.

Sieht man oft auch anschaulich bei Dingen, die wir uns an Silvester für das Neue Jahr vornehmen wie Sport, Essgewohnheiten und viele andere Dinge. Wie viele davon setzen wir um?

Und wenn es nicht funktioniert, schieben wir es dann nicht gern auf unseren inneren Schweinehund? Auf den, den es zu „überwinden“ gilt? Quälen wir uns nicht oft, um quasi den Kopf, die Vernunft, den Erwachsenen in uns siegen zu lassen? Und unterdrücken wir so nicht blind mit Macht das Bauchgefühl?
Wir hinterfragen nicht mal, warum wir keine Motivation für etwas haben, oder ob der Grund für dieses Vorhaben

vielleicht nur nicht in unserem Herzen angekommen ist.

Doch was ist nun mit dem Teil in uns, der offensichtlich irgendwas dagegen hat?

Wird der bisher nicht lieblos weggedrückt und mit Macht niedergeknüppelt? Den wollen wir nicht haben, weil er uns im Weg steht. Dann regiert als Ergebnis oft der kühle Erwachsene, der Spaßverderber, der oft verbissen Spaß sucht, sich jedoch von dem Erfolg gern abhängig macht, wie wir es bei Leistungssportlern oft sehen. Bleibt dieser Erfolg dann aber mal aus, oder ist der Weg mal nicht mehr machbar, z.B. durch Verletzung, dann wird sehr schnell die innere Leere spürbar. Bei diesen eher verstandgesteuerten Menschen gibt es oft auch wenig Verständnis und Mitgefühl für andere. Dann müssen schon Tränen laufen, damit das Herz weich wird. Diese Patienten sagen gern mal bei einer ZA Behandlung: „Eine Spritze brauch ich nicht. Es ist egal, ob es weh tut! Machen Sie einfach und reden sie nicht!". Aber gleichzeitig Anspannung pur.

Manchmal hilft es dann zu fragen:
„Würden sie genauso hart reagieren, wenn ich ihrem realen Kind oder Haustier maximal Schmerzen zufügen würde, obwohl es durchaus eine fast schmerzfreie Alternative gibt?" Manchmal sind sie dann ganz erschrocken:
„NEIN, natürlich nicht!"
„Aber bei ihnen selbst ist es in Ordnung?"
Mach ich es mir so nicht schwerer als es sein muss? Quäle ich mich damit nicht eigentlich völlig unnötig?

Genauso kritisch ist es, wenn der innere Schweinehund unbewusst immer öfters gewinnt und uns damit eigentlich selbst zum Opfer macht, da ich so vielleicht die Zähne wegen zu wenig Pflege verliere. Werden wir in beiden Varianten nicht zum Opfer der eigenen, unbewussten Entscheidungen und machen damit alles noch viel schlimmer? So sind kaum Veränderungen möglich, bzw. es ist eine Abwärtsspirale vorprogrammiert.

Ich finde beide Varianten sehr verletzend - für mich selbst und für andere.

Wenn ich trotz o.g. Verhaltensweisen wirklich glücklich und erfüllt bin, muss ich sicher nichts ändern. Doch lügt man sich dabei nicht oft selbst in die Tasche und erschrickt, wenn man dann später doch vor dem Scherbenhaufen steht? Wozu brauchen wir denn sonst diese guten Vorsätze an Neujahr?

Was mein Kopf mir verbietet, das Herz jedoch will, wird immer reizvoller werden und sich am Ende oft doch durchsetzen und einen Weg bahnen, egal ob es vernünftig ist oder ob nicht. Kennen Sie das nicht? Wie oft werden Menschen plötzlich durch Unfälle, Erkrankungen oder Fremdeinwirkungen zum Umdenken gezwungen und finden dadurch auf einmal viel mehr Erfüllung auf anderen Ebenen oder lernen, nach dem eigenen Wohl zu schauen? „Herzenssachen“ werden i.d.R. immer irgendwie an die Oberfläche drängen. Es sei denn, man ist Meister im Verdrängen und Vergessen. Dann bleibt das Herz auf der Strecke und verkümmert total. Wird mir das jedoch bewusst, bekomme ich eine wunderbare Chance. Bleibt es unbewusst, bleib ich in der ewigen Opferrolle. *Egal, ob der nüchterne, freudlose Verstand das Herz übergeht oder das unvernünftige Kind ohne Verstand als innerer Schweinehund gewinnt. Verletzung und Schaden ist angesagt.*

Immer und immer wieder. So, wie wir es gelernt haben. Über Generationen hinweg. Ohne das je zu hinterfragen.

Dazu gibt es ein passendes Affenexperiment (H. Harlow & T.):

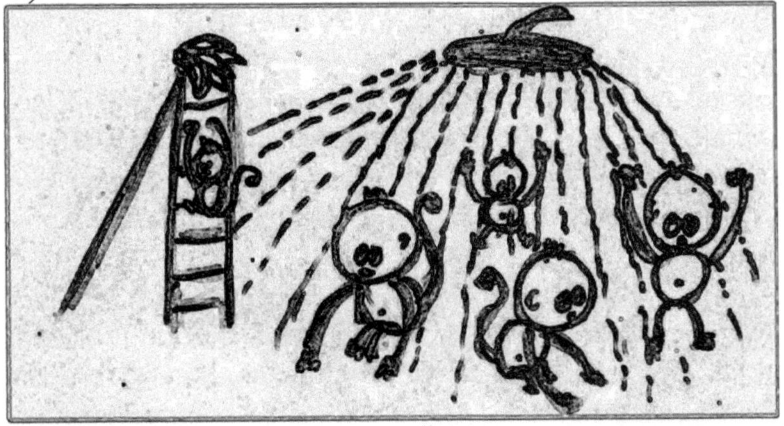

5 Affen sind in einem Gehege. Über einer Leiter wird eine Banane aufgehängt. Sobald ein Affe versucht, die Leiter zu erklimmen, werden ALLE nass gespritzt. Nach einigen Wasserduschen haben sie es verstanden und größtenteils akzeptiert, dass der Versuch, die Banane zu holen, mit der Dusche bestraft wird. Da keiner geduscht werden möchte, wird jeder, der ab da dennoch die Banane holen will, sofort von allen anderen verprügelt und so davon abgehalten. Dafür ist gar kein Wasser mehr nötig. Dann wird ein Affe

ausgetauscht. Dieser sieht die Banane, weiß von nix und will natürlich die Leiter hoch. Plötzlich greifen ihn alle anderen gemeinsam an, verprügeln ihn und hindern ihn so daran. Gelernt. Die Leiter und Banane sind tabu. Warum auch immer. Ein weiterer Affe wird ausgetauscht. Gleiches Spiel. Alle greifen diesen an, sobald er die Leiter berührt, selbst der erste ausgetauschte Affe ist bei den Angreifern mit dabei. Dies geht so weiter, bis ALLE 5 Affen ausgetauscht sind. Am Ende ist kein Affe mehr dabei, der aus **eigener Erfahrung** weiß, was **wirklich** passiert, wenn man die Leiter hochlaufen würde. Doch jeder übernimmt das Muster aus Angst vor Strafe und behält es bei. Vor langer Zeit geprägte Überlebens- und Ur-Instinkte werden ausgelebt. Ohne je darüber Nachzudenken, warum sie erschaffen wurden, was bei Nichtbeachten wirklich passieren würde, und ob es nicht vielleicht an der Zeit ist, alten Verhaltensweisen auf Aktualität und Berechtigung zu überprüfen.

Wir Menschen machen dies leider auch viel zu oft bei fast allen Dingen – obwohl wir einen deutlich ausgereifteren Verstand haben als die Affen. Sollte man zumindest meinen. Wir übernehmen so viele Muster. Manche seit Jahrtausenden von Generation zu Generation weiter gegeben... ohne sie je zu hinterfragen. Ohne zu hinterfragen, ob sie noch angebracht sind, ob sich die Rahmenbedingungen vielleicht geändert haben, ob sie uns immer noch zu dem Ziel führen. Wir wissen oft nicht mal, was eigentlich wirklich unser Ziel ist, und ob die Muster nicht schon lang sinnbefreit sind. *„Es war schon immer so, es wird immer so bleiben! Basta! Keine Diskussion jetzt!“*

Wer kennt diese Aussage nicht? Setzen wir uns selber damit nicht z.T. völlig unnötige Grenzen und behindern unser Wachstum und unsere Weiterentwicklung?

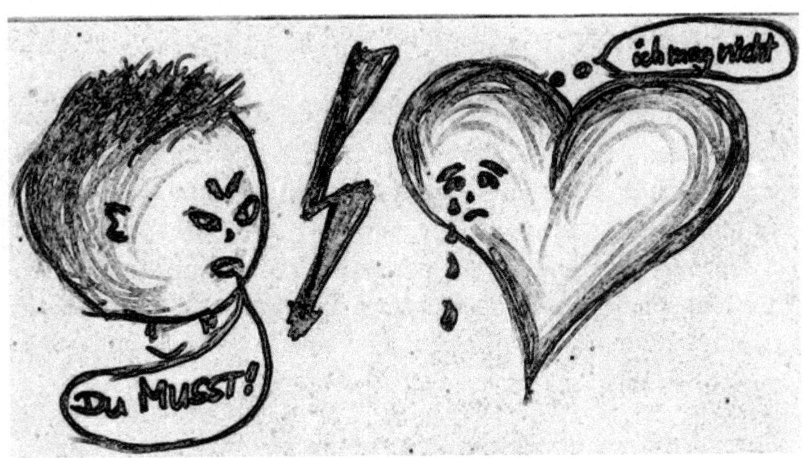

Und beim Zahnarzt? Ist es da etwa anders? Über Generationen immer weitergegeben, mit unglaublicher Härte und Unverständnis:
„Da musst Du Dich einfach mal durchbeißen“.
Und damit die Zähne ruinieren?
Echt jetzt??? Und genau so gehen wir dann auch mit uns selbst um. Tut uns das wirklich gut?
„Augen zu und durch!“- mit Scheuklappen durchs Leben gehen?

Ist das wirklich ***immer*** *sinnvoll?*

Das wurde in der Urzeit bewusst zum Überleben geschaffen und es wird unbewusst für Kriege missbraucht!!!! Wir hören es als Kind oder in einer Notsituation, übernehmen es unbewusst für immer und übertragen es oft auf unser komplettes Leben.

Doch wir bräuchten schon langen keine Kriege mehr, wenn wir alle Herzmenschen wären!

Wir können jetzt trotzdem daran festhalten und aus dem Ego heraus weiter „kämpfen“ ODER diesen inneren Teil mal genauer betrachten und anfangen, ihn liebevoll anzunehmen und zu würdigen, um ein Zusammenspiel von Herz und Verstand zu schaffen, und so zu dem liebevollen Erwachsenen, zu dem Herzmensch werden, den wir als Kind vielleicht manchmal mehr oder weniger stark vermisst haben...

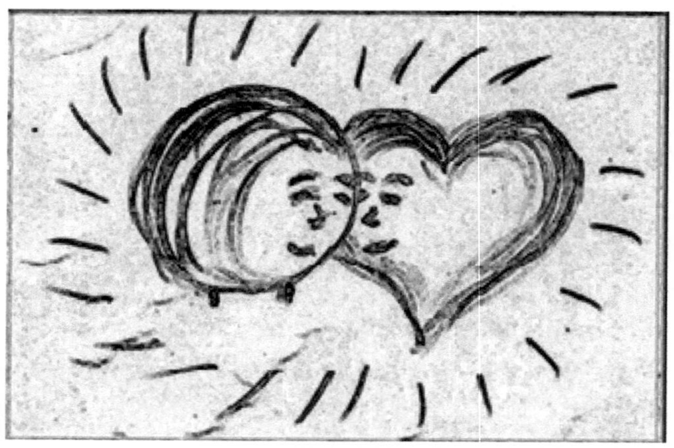

Wer hat Mut zum neuen Blickwinkel?

Was würde denn Schlimmes passieren, wenn wir anfangen würden, diesen Teil in uns, der uns oft im Weg steht, nicht mehr als einen Schweinehund zu betrachten? Der, den wir mit Macht niederknüppeln müssen oder der uns das Leben schwer macht und für Ärger sorgt? Was wäre, wenn ich ihn ab heute lieber als eine Facette meines inneren Kindes ansehe? Auch wenn es vielleicht noch eine ungeliebte Facette ist, so ist sie doch ein Teil von mir. Ein Teil, der wahr- und angenommen werden möchte.

Kennen wir das nicht aus dem realen Leben? Wenn ein Kind entweder nie wahrgenommen wird, weil es **zu** still ist oder wenn es hart verurteilt und abgelehnt wird, weil es zu oft zu unangemessen reagiert, dann wird es entweder traurig und hoffnungslos aufgeben oder es wird im Laufe der Zeit mit immer mehr Macht und Kraft um Aufmerksamkeit kämpfen. Manchmal wird das Stille auch plötzlich sehr laut und manchmal wird auch das Laute leise, weil es irgendwann aufgegeben hat.

Das Stille wird still verloren gehen und das Kraftvolle wird laut in einem endlosen Kampf unter gehen. Für beide wird es ein Kampf ums Überleben. Eine Qual.

Derartige Anteile wohnen auch in uns. Und wenn es außen ganz leise wird, können wir sie hören. Wenn es außen dunkel wird, können wir sie sehen. Kennt die nicht fast jeder? Ein zu stilles „inneres“ Kind, das aufgegeben und resigniert hat, wird für den Menschen selbst schnell sehr heftig werden, ihn vielleicht mit der Zeit innerlich auffressen (Krebs, gebrochenes Herz) oder in einer überstarken Traurigkeit, vielleicht Depression oder noch Schlimmerem enden.

Ein aggressives und wütendes „inneres" Kind wird erst mal für die Umwelt heftig und letzten Endes aber auch wieder für einen selbst am Schlimmsten werden. Da wir uns so vom ursprünglichen Ziel, nämlich gehört zu werden, eher wegbewegen. Wir erreichen so nur das Gegenteil von der gewünschten Verbundenheit. So werden wir ungewollt in Einsamkeit enden, was jedoch das innere Kind dann noch viel aggressiver macht, oder sogar zum Aufgeben bewegt.

Das Problem ist, genau solche Anteile genehmigen wir uns oft nicht. Wer gibt schon gern zu böse, wütend, aggressiv, ängstlich, neidisch, schwach, überfordert o.ä. zu sein?

Alles, was wir nie sein möchten und daher auch oft nicht zugeben können, sind DIE inneren Kinder, die es anzunehmen gilt. Und wenn wir ganz ehrlich zu uns werden, werden wir diese Anteile auch in uns finden und können sie so erlösen.

Das Buch: „So bin ich eben" von S. Stahl wäre ein guter Wegbegleiter dort hin. Offen und zu 100% ehrlich zu mir selbst werden. Das gibt innere Freiheit.

Wut erzeugt immer auch Gegenwut. Je mehr ich diese ungeliebten Anteile, wie das wütende, traurige, überforderte Kind ablehne und vor die Tür stelle, um so wütender wird es rein wollen. Je wütender das Kind reagiert, um so wütender werde ich werden. Spirale abwärts. Ein entspanntes Leben wird das nicht werden, solange es uns unbewusst bleibt! Endloser innerer Kampf... Ein Kampf mit mir selbst. So was nennt man auch Autoaggression. Aggression gegen mich selbst. Aggression, die nach innen geht – autoimmun... Dann sind wir bei Rheuma, Allergien, Unverträglichkeiten u.v.m. Natürlich habe ich Veranlagungen und äußere Reize. Kein Thema! Doch meine innere Stabilität und ehrliche Ausgeglichenheit entscheidet, ob, wann und wie heftig solche Erkrankungen in Erscheinung treten.

Würde sich nicht alles ändern, wenn wir anfangen würden, diese bockigen und verzweifelten Eiskinder in uns nur mit den richtigen Worten auf unsere Seite zu bekommen, anstatt sie weiterhin nieder zu machen oder zu ignorieren?

Wenn wir Sie nur davon überzeugen könnten, was der Kopf oft eh schon weiß? Und dabei liebevoll und voller Verständnis die eigene Bockigkeit, Wut, Traurigkeit, Eifersucht usw. annehmen?

Und denken Kinder nicht meist viel bildhafter?

Sind vielleicht deshalb Worte und Geschichten in Bildern eine viel bessere Sprache, um unser inneres Kind zu berühren und zu erreichen?

Würde dann nicht vielleicht der innere Kampf und Zwiespalt endlich mal aufhören? Könnte ich dann nicht viele Dinge eher mit wirklicher Freude machen, anstatt mit

eisernem Willen?
Würde ich dann nicht eher mir selber mehr treu bleiben?

Und wäre ich dann nicht bei allem eher mit ´Herz, Verstand und Seele´ dabei?

Könnten wir auf diese Weise nicht viel leichter auch unsere ´Berufung´ finden?

Hätten wir nicht plötzlich viel mehr Spaß und Freude an sonst nur ´notwendigen´ Dingen?
Würde mir z.B. mit Lieblingsmusik nicht die Hausarbeit tausendmal mehr Freude bereiten? Das innere Kind hat zwar keinen Bock zum Putzen, aber zum Tanzen vielleicht. So könnte ich doch beides kombinieren. Usw.

Hätte ich auf diese Weise nicht vielleicht sogar ein viel erfüllteres Leben?
Wenn mein Leben rückblickend vollkommen erfüllt wäre, hätte ich dann noch Angst vor dem Tod?

All die Fragen darf jeder für sich selbst beantworten. Da möchte ich keinem meine Meinung überstülpen.

Selbsterkenntnis, Selbst-BEWUSSTSEIN und Selbsthilfe ist der Anfang jeder Veränderung

Wenn wir, egal ob Mediziner oder nicht, beginnen wollen, unser Herz so voller Verständnis für andere zu öffnen, fällt uns dies mehr oder weniger leicht.

Das hängt oft mit den eigenen, noch verborgenen Eiskindern zusammen. So ist die eigene Bereitschaft entscheidend, ob ich das eigene innere Kind bewusst im Spiel des Lebens mitspielen lassen möchte, oder ob ich Angst habe, dadurch an Ansehen oder Respekt zu verlieren. Wir alle haben Eiskinder in uns – nicht nur die Angstpatienten! Eins davon ist z.B. spürbar, wenn wir ZÄ genervt sind von Angstpatienten, die gefühlt so viel „Theater veranstalten und sich anstellen". Dann hatte ich entweder als Kind in meinem Umfeld einen Theaterspieler, der mir viel Aufmerksamkeit geklaut hat, oder von dem ich es gelernt habe. Oder ich bin selber mit meinen Gefühlen nicht entsprechend wahrgenommen worden und als Schauspieler verurteilt und nieder gemacht worden. Letzteres war auch eins meiner Eiskinder.

Glaubenssätze und Überzeugungen wie: „Nur als Arzt oder Studierter bin ich was wert", „Ein Arzt ist was Besseres", oder „Als Arzt bin ich ein Halbgott in Weiß" kann dazu führen, dass eine Begegnung auf Augenhöhe mit Patienten nie wirklich statt finden kann. Ich stelle mich aus diesen Glaubenssätzen heraus unbewusst eine Stufe höher. Auch wenn ich meinen Beruf unbewusst vielleicht nur für Anerkennung und Wertschätzung brauche, quasi als Statussymbol, dann wird spätestens der Ruhestand kritisch, weil mir da meine Bestätigung von außen wegbricht. Das betrifft übrigens viele Berufsgruppen. Sind solche unbewussten Glaubenssätze aktiv, werde ich wahrscheinlich mit meinem fehlenden, echten, inneren Selbstwertgefühl konfrontiert, wenn ich mich auf Augenhöhe mit dem Patienten begeben soll. Dummerweise haben Patienten oft die gleiche Überzeugung. Dann stellen **sie** uns ZÄ zusätzlich auf dieses Podest. So wird Kontakt auf Augenhöhe noch schwieriger. Dann komm ich als ZA nicht umhin, mich selber bewusst von diesem künstlichen Podest hinab zu begeben.

Respekt ist gesund, blinder Gehorsam hingegen nicht!

Ein Eiskind ist ebenso spürbar, wenn es mich wütend macht, dass ich immer mehr Zeit für Bürokratie opfern muss. Wenn ich also sinnloser Diktatur ohnmächtig ausgeliefert bin, bin ich wahrscheinlich als Kind zu oft äußerer, nicht nachvollziehbarer Willkür ausgesetzt gewesen, usw..

Je mehr eingefrorene Anteile in Schockstarre wir in uns tragen, um so schwerer wird es uns fallen, dass wir uns anderen gegenüber öffnen. Es gibt dann einfach zu viele Tretminen, die bei so offenen Begegnungen ohne meinen Schutzwall ausgelöst werden könnten. Je mehr Tretminen es gibt, um so größer ist unser eigener Schutzwall. Je größer unser Schutzwall, um so weniger Mut haben wir zum offenen Herzen, da jeder Knopfdruck eine massive Verletzung bedeuten würde. Deshalb empfehle ich jedem: lieber schnell anfangen, eigene Tretminen Stück für Stück zu entschärfen, da es von allein sicher nicht besser wird, sondern eher immer mehr hinzukommen.

Daher finde ich es so wichtig, von Anfang an erst mal nach den eigenen Knöpfen zu schauen und die eigenen Eiskinder zu befreien. Auch damit ich nicht zu viele „Arschengel" in mein eigenes Leben ziehe, wie Robert Betz es so herrlich ausdrückt. Menschen, die mir geschickt werden, um ständig meine Tretminen zum Explodieren zu bringen, damit ich endlich kapiere, was ich lernen soll. Damit ich erkenne, welches Eiskind befreit werden will.

Auch das hatte ich schon angesprochen: Wollen wir ZÄ vielleicht wegen alter, unbewusster, ungelöster Schuldgefühle ungern zugeben, dass unsere Beruf auch ein Scheiß-Beruf ist, da 80% von unseren Handlungen weh tun oder blöd schmecken? Wollen wir vielleicht nie wieder Schuld sein am Schmerz von anderen, weil uns als Kind zu oft die Schuld zugeschoben wurde, obwohl wir es doch eigentlich immer nur gut meinten?
Dass wir es gut meinen, steht doch außer Frage! Darum geht es überhaupt nicht!

Da wir jedoch kaum eine Behandlung durchführen können, die komplett schmerzfrei ist, werden wir einfach dazu stehen lernen dürfen, dass wir teilweise auch einen echt doofen Job haben, der Schmerzen verursacht! Und genau diesen Teil unseres Jobs dürfen wir bedauern! Allein dieses Wahrnehmen und das Ansprechen unseres Anteils am Leid des Patienten fördert unglaublich Vertrauen und heilt viele alte Wunden bei Patienten, weil alles gefühlt viel ehrlicher

wird!
Und warum sollten wir es denn eigentlich NICHT bedauern, dass wir Schmerzen zufügen? Was wäre falsch daran? Ist ja schließlich nicht unser Ziel, sondern NUR ein manchmal unvermeidbarer Kollateralschaden. Und den dürfen wir bedauern, ohne dabei unsere Stärke und unser Gesicht zu verlieren – im Gegenteil!
Machen wir im realen Leben doch auch oft genug. Haben wir, besonders Kindern, unabsichtlich Schmerzen zugefügt, dann entschuldigen wir uns! Zumindest im Normalfall. Und welche Eltern und Erwachsene werden mehr geliebt, geachtet und respektiert? Die, die sagen: „Das war doch nicht mit Absicht!“ und „Jetzt stell dich mal nicht so an!“? Oder die, die sich auch entschuldigen können und sagen: „Ich bedauere das! Entschuldige.“? Wer von den beiden ist der Herzmensch? Wer ist der König, der hütet und wer der Diktator?

Nur leider sagen wir Behandler manchmal gern: „Das ist jetzt eben so. Da müssen Sie jetzt durch!“ - OHNE gleichzeitig Bedauern zu äußern. Und DAS ist der Unterschied! DAS dürfen wir ändern! DAS darf uns jetzt bewusst werden. DAS ist heilsam für die Eiskinder beim ZA!

Klar kann mich nicht jeder mögen. Muss auch nicht. Dennoch entschuldige ich mich gern für unvermeidbare Schmerzen und geh abends mit reinem Gewissen ins Bett.

Ich denke, das gilt generell für ALLE Menschen:
NUR wenn wir bereit sind, unsere Schwächen, Fehler, Unzulänglichkeiten, Verletzungen, Kollateralschäden zuzuge-

ben und unsere Maske fallen zu lassen, finden wir zu unserer wahren Stärke und können aufhören, uns künstlich stark zu machen und aufzublasen.

Je weniger Knöpfe es gibt, um so mehr bin ich in meiner Mitte, ausgeglichen und kann mit Stress viel besser umgehen, bzw. lebe mit deutlich mehr Leichtigkeit.
Das wäre das Ziel. Und genau dazu möchte ich viele motivieren und einladen.

Fängt man an, die Zusammenhänge zu begreifen, wird man merken: bei Fremden oder anderen Personen erkennt man viel, viel schneller und leichter deren Knöpfe und sieht die Ursachen. Bei sich selbst, ist es die größere Herausforderung! Beginnt man zu erst bei anderen, kann man viel kaputt machen. Das hab ich leider am eigenen Leib gespürt und bereue heute, dass ich anfangs mehr Augenmerk auf anderen hatte, als auf mich selber. Ich dachte anfangs: „Ich bin doch stabil. ICH hab doch keine Knöpfchen oder Eiskinder!"... Typischer Fall von „denkste"...! Ich hab immer gesagt: „Ich hatte eine richtig gute Kindheit!" Die hatte ich! Das ist unbestritten. Und dafür bin ich auch unendlich dankbar. Dennoch sind viele Eiskinder entstanden, zu denen ich aber den Kontakt verloren hatte. Das ist anscheinend völlig normal. Dass wirklich alle Bedürfnisse eines Kindes zu 100% erfüllt werden, wird wahrscheinlich nie möglich sein. Dafür sind wir zu menschlich, doch hinschauen dürfen wir lernen und uns trauen, etwas zu verändern. Ich glaube dabei aber, dass es sogar überlebensnotwendig ist, diese Urinstinkte für den Notfall zu aktivieren.

Bei dieser „Suche nach sich selbst“ fällt es vielen oft schwer Hilfe anzunehmen, weil wir so auch über Jahrtausende geprägt wurden: „Das müssen doch nicht alle wissen!“, „Darüber redet man nicht!“ oder „Heul in der Öffentlichkeit nicht so rum, sonst wirst du noch für schwach gehalten!“, „Heulsuse“, „Jammerlappen“ usw.

Aber wie gesagt, die wahre Stärke finden wir nur über die Schwäche. Und damit sitzen wir alle im selben Boot!

Doch um die Schwächen zu finden, muss ich nochmal bewusst in den Rückspiegel - in die Vergangenheit schauen, um anschließend mit den befreiten Eiskindern nach vorn laufen zu können. Nur beim bewussten Blick in den Rückspiegel erkenne ich die Schlaglöcher, in die ich unachtsam reingebrettert bin, um sie in Zukunft besser umfahren und vermeiden zu können. So erkenne ich Stolperfallen, Tretminen und MEINEN Anteil an dem Ganzen, damit keine weiteren Eiskinder entstehen. Mein Anteil wäre z.B.: fehlende Achtsamkeit, fehlende Weitsicht, Unvernunft, Bequemlichkeit, fehlende Bereitschaft zum Hinschauen und Zuhören, Egoismus, usw.

Bei diesem Weg gilt es zu schauen, welches meiner Knöpfchen aktuell gedrückt wurde, wenn ich „außer mir bin“. Das Verhalten von dem Gegenüber, der den Knopf gedrückt hat, war sicher nicht schön oder vielleicht sogar richtig besch... Das steht außer Frage, aber es ist und bleibt MEIN Knopf, den es zu finden gilt, weil ich es nicht voller Gelassenheit abprallen lassen, ihn „zurückweisen“ oder in Ruhe „für mich einstehen“ konnte.

Dh. ich sollte schauen, welches negative Gefühl da bei mir hochgeholt und wann es ganz ursprünglich zum ersten Mal erschaffen wurde. Dieses Gefühl gilt es dann vollkommen anzunehmen und, wie bei der Welle, auch auszuhalten: atmen und mich selbst halten, bis es aus ist. Dafür lege ich gern wie schon beschrieben eine Hand auf mein Herz und eine auf den Magen oder Bauch, oder beide auf Herz, oder an Stirn und Ellenbogen, oder, wenn es ganz heftig ist, dieses „pucken". Dies gibt ein besonders schönes Gefühl des „Gehalten-werdens" und „Bei-mir-seins". Und wenn ich meine Augen schließe, kann ich mir vorstellen, dass dies die Hände meiner erwachsenen Facette sind, die mir, der gerade gefühlt Kleinen, Schwachen, Verletzten den „Halt gibt, den sie gerade braucht, bis die Welle aus ist". Die, die alles mit mir zusammen „aus-hält".

Manchmal sind solche negativen Erlebnisse im Außen allerdings auch Hinweise auf Signale, die ich unbewusst auf Grund von inneren Überzeugungen aussende – zumindest, wenn sie mich im Herzen treffen und verletzen: „Ich bin es nicht wert, respektvoll behandelt zu werden" oder „Ich bin nichts wert.", „Ich bin zu dumm" „Ich werde nicht gehört oder gesehen", „Das Leben ist kein Zuckerschlecken" usw. So wurde ich in der Zeit meines geringsten Selbstwertes wirklich wie Dreck behandelt. Das war aber nur rückblickend erkennbar für mich, wird mir jedoch eine Lehre sein. Dann gilt es, diese hinderlichen Glaubenssätze Stück für Stück zu finden, umzuprogrammieren und die Eiskinder, die durch diese Überzeugungen entstanden sind, zu erlösen. Dafür ist oft professionelle Unterstützung wichtig und

manchmal dringend nötig, zumindest am Anfang.
So sind u.a. die Bücher und Therapieformen von Psychologen wie Prof. Dr. Franz Ruppert und seine Technik „Aufstellung eines Anliegens“ zu empfehlen. Diese finde ich übrigens wirklich genial und viel umfassender als alles, was ich bisher kennen gelernt habe und es stimmt mit meinen Erfahrungen vollständig überein. Ebenso hilfreich und sehr empfehlenswert finde ich die Bücher und Therapieansätze von Stefanie Stahl, oder auch andere Techniken wie: Hypnose (Herwig Mayr finde ich da wundervoll und auch Jan Becker hat tolle Strategien), energetische oder Psycho-Neuro-Kinesiologie, die Unterstützung von einem Coach bzgl. Arbeit mit dem inneren Kind, usw. Dies ist zumindest die Richtung, in der ich sehr viel Potential sehe und was mich selber sehr viel weitergebracht hat.

Bei all dem erscheint mir die Visualisierung des inneren Erwachsenen als unglaublich kraftvolle Erweiterung der inneren-Kind-Arbeit. Dieser steht mir bei, wenn ich schwach bin, hält mich und sagt mir die Worte, die ich als Kind so sehr vermisst habe. Ich nenn diese Methode HIM-Technik, weil es darum geht, **H**alt **I**n **M**ir zu finden.

Begibt man sich erst mal auf die Suche, wird man auch die passende Begleitung, Techniken oder Bücher finden. Ist man schon geübter in gewissen Techniken, ist es möglich, das eine oder andere Eiskind auch selber zu „ertappen“ und auszufrosten.

Ich bin zu der Suche aufgebrochen. Auf diese Weise bin ich schon Stück für Stück wieder mehr „zu mir gekommen". Ich geh diesen Weg selber und ich geh ihn weiter. Ja, er ist manchmal steinig und hart und er fühlt sich oft nicht schön an. Es gibt manchmal heftige Stolperfallen, aber mit jedem weiteren gefundenen aufgetauten Teil in mir, fühle ich mich vollkommener, zufriedener, stärker und glücklicher. Und mit jedem gefühlvollen Begleiter werde ich stärker und sicherer, fange an, an mich zu glauben, mir zu vertrauen, lerne für mich einzustehen, gehe meinen Weg in die innere und äußere Freiheit mit unglaublich vielen tollen, gesunden VERbindungen. Miteinander VERbunden sein, wie mit einem Magnet, mit maximaler Freiheit, egal, wie weit weg - die Verbindung bleibt bestehen. Besser als starr und unflexibel ANeinander GEbunden zu sein, voller Verpflichtungen gefangen. In dem Fall reicht es schon manchmal, sich diese starre, beengende, ungute Bindung in Form eines Seils oder einer Kette vorzustellen, welche man in Gedanken durchtrennt. Beiden sollte anschließend ein Magnet in die Hand gegeben werden, wenn man die Verbindung aufrechterhalten möchte. Auch das war eine Lektion. All die eigenen Erfahrungen treiben mich an, weiter zu machen und alles weiter zu geben.

Jeder wird seinen eigenen Weg daraus machen und finden oder auch ganz andere Wege wählen. Und das ist gut und richtig so. Manchen wird es helfen, manchen nicht.

Auch ich brauche manchmal eine helfende Hand oder den Hinweis auf einen möglichen Ausweg aus einem Kreisverkehr oder der Sackgasse, eine Inspiration, eine Idee, wie es gehen könnte. Und manchmal brauche ich auch einen schmerzhaften Arschtritt. Einiges brauche ich x-mal vor

Augen geführt, vieles geht gleich ins Herz. Das ist völlig normal. Wer könnte das alles besser verstehen und weitergeben, als jemand, der aus eigenen Erfahrungen spricht? Ich brauche keinen, der mir immer nur sagt, was ich hören will oder mir sagt, ich solle mich nicht anstellen und „einfach“ nur aus dem Kreisverkehr rausfahren. Wenn ich wüsste wie ich das machen kann, wäre ich ja schon lange draußen! Ich brauche eher jemand, der mir auch das eine oder andere Werkzeug an die Hand gibt. Ich möchte von dem lernen, der schon da ist, wo ich hin will. Und manchmal möchte ich auch voraus gehen und den Weg ebnen. Geht es Ihnen nicht ähnlich? Was dann jeder von diesen weitergegebenen Erfahrungen und Werkzeugen auch mal testen möchte, darauf hab ich natürlich keinen Einfluss und es steht mir auch nicht zu, das zu bewerten.
Ich bin jedoch immer gern bereit zur einen oder anderen Hilfestellung.

Manche Menschen können sich nicht richtig dazu entschließen, die helfende Hand anzunehmen, weil sie all das aus Überlebensstrategien heraus in Frage stellen.
Es ist so, als ob sie im Gefängnis sitzen. Sie sind zwar traurig, dass sie keine Freiheit haben, und manche beschweren sich auch darüber, oder sie leiden still vor sich hin, haben jedoch gleichzeitig größere Angst vor der unbekannten Stadt vor dem Tor.

Kommt jetzt plötzlich einer vorbei und öffnet das Tor, haben sie die Wahl raus zu gehen oder eben nicht. Gehen sie raus, wird das sicher aufregend, aber auch beängstigend.

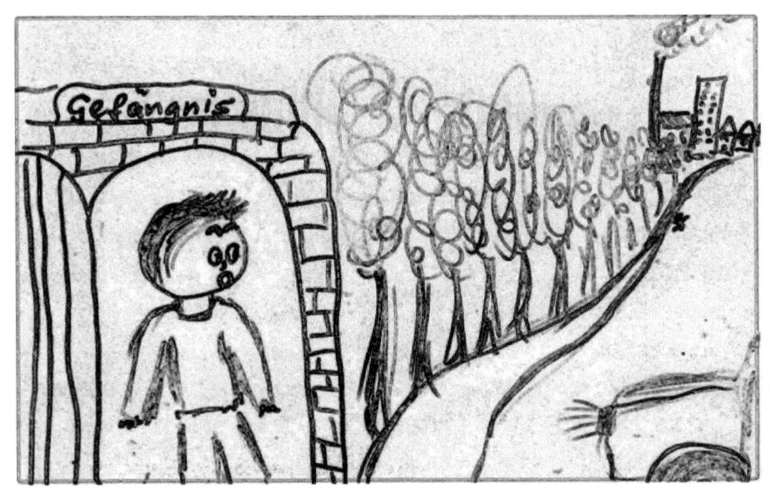

Anfangs würde es noch Sicherheit bedeuten, wenn eine Begleitung da wäre. Bis die ersten Hürden geschafft sind, um dann allein klar zu kommen. Bei Überforderung bleibt sonst nur der Rückzug ins Gefängnis.
Diese Zusammenarbeit ist immer spannend. Besondere Achtsamkeit ist gefragt, wenn der Begleiter noch zu viele eigene ungelöste Themen hat.

Ist der Helfer zu vorsichtig und voller übermäßiger Hilfsbereitschaft (Helfersyndrom), wird er den ehemaligen Gefangenen vielleicht zu spät loslassen oder nie wirklich allein laufen lassen. Das gleiche passiert, wenn der ehemalige Gefangene selber zu unselbstständig ist oder zu wenig Glauben an sich hat. Dann kann nämlich diese Bindung das nächste Gefängnis werden und die Bindung wird zur Sucht oder plötzlich explodieren und auseinanderbrechen. Um das zu vermeiden, sollte ein Helfer lieber rechtzeitig liebevoll loslassen.

Ist der Helfer zu schnell und zu hart im Loslassen, wird der Mensch vor lauter Unsicherheit, Angst und Überforderung vor dem Unbekannten vielleicht lieber wieder in die Sicherheit des Gefängnisses zurückkehren. Fehler passieren jedem mal. Daraus lernen und sich weiterentwickeln ist jedoch kein Fehler. Aufstehen, Krönchen richten und weiter. Sicher hat der Gefangene trotzdem eine erste Lust auf die Freiheit bekommen.

Viele Wege sind möglich. Trotz dieser Gefahr der eigenen Verstrickung halte ich Helfen für überaus wichtig – im richtigen Maß.
Die Ursache des Helfersyndroms ist daher das erste Eiskind, welches jeder suchen sollte, der anderen Menschen helfen und zur Seite stehen möchte!

Nur wenn das Helfen möglichst absolut selbstlos ist, ohne eigene Bedürfnisse dabei zu erfüllen, wird es in einem guten Maß durchführbar sein und jedem guttun. Es sollte quasi das Sahnehäubchen auf einem leckeren Kuchen sein. *Wer auch ohne „anderen zu helfen" glücklich ist, der darf gern viel helfen, da er es offensichtlich nicht für seine Selbstbestätigung braucht.* Andernfalls vergisst er sich selbst zu oft dabei. Das wäre fatal.

Durch eigene Erfahrungen war ich auch manchmal im Zwiespalt, ob Hilfestellung jetzt gut oder schlecht ist, da diesbezüglich auch sehr unterschiedliche Meinungen existieren.

Man kann das aber nicht verallgemeinern und es gibt kein

richtig oder falsch dabei. Es kommt auf das Maß, den Blickwinkel, den Umgang und die Situation an.

Hilfestellung beim anfänglichen Schwimmenlernen ist lebensnotwendig. Aber jemanden vom Schwimmenlernen oder vom Sprung in das tiefe Wasser abzuhalten, weil man es selber für zu gefährlich hält – dieses Helfen, im Sinne von Vermeiden von Verletzungsgefahr, ist eher sehr hinderlich beim Vorankommen.

Ebenso kritisch ist es, dem, der Hilfe braucht, jegliche Verantwortung abzunehmen. Das wird ihm in keinster Weise weiterhelfen, sondern ihn klein und schwach halten.

Diesen Fehler habe ich leider mal gemacht und die Konsequenzen daraus bitter bereut. Aber verstanden habe ich das damals in dem Moment überhaupt nicht. Erst nach vielen eigenen befreiten Eiskindern ist mir dies klar geworden. Auch heute ertappe ich mich manchmal noch dabei, dass ich mich für andere verantwortlich fühle. Doch es macht mich immerhin schon wütend, wenn ich merke, dass mir Verantwortung rübergeschoben wird.

Von anfänglicher maximaler Nestwärme zum freien Fliegen lernen – ein liebevoller Übergang.
So sollte es sein!

Ein wundervoller Buchtitel „Nestwärme, die Flügel verleiht“ zeigt für mich direkt die Ursache für Blockaden und gleichzeitig das Ziel auf. Und genau dieses, leider oft zu findende Missverhältnis zwischen übermäßigem oder zu

wenig Schutz verfolgt uns oft ein Leben lang:
Begrenzen, wenn das Kind Flügel ausbilden möchte auf der einen Seite und Loslassen und Rausschubsen auf der anderen Seite, wenn das Kind noch eine helfende Hand bräuchte und vielleicht noch gar keine Flügel hat, erschafft viele Eiskinder und ihre Avatare. *Verbundenheit und Autonomie wurden zu oft falsch herum eingesetzt.*

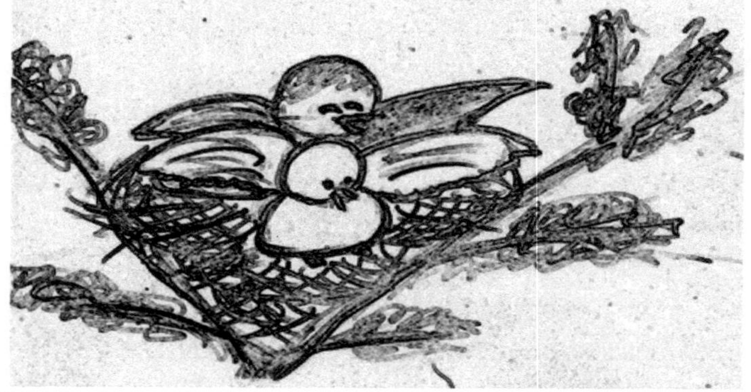

Kinder, die bis zum Erwachsenenalter rundum zu sehr beschützt oder bevormundet wurden, bleiben ewig im Nest. Sie lernen nie sicher allein fliegen und leben oder sie gehen freiwillig zu früh und zu schnell raus. Diese lernen dann den harten Weg des Überlebens. Sie werden das Leben vielleicht als Kampf ohne Leichtigkeit sehen oder sich unnötigen Gefahren aussetzen, weil sie gar nicht in Ruhe verantwortungsbewusst fliegen lernen durften und so nie gelernt haben, Eigenverantwortung zu übernehmen.

Und die Kinder, die gar keine Führung, also Nest-Begrenzung bekommen haben, können auch nicht sicher und verantwortungsbewusst durchs Leben fliegen, weil sie überhaupt kein gutes Maß beim Zusammenleben gelehrt bekommen haben. Sie werden sich sehr schwertun, Gren-

zen anderer zu akzeptieren.
Auch diese Kinder sind dann vielleicht völlig überfordert, wenn sie plötzlich mit 18 eigenständig fliegen und leben sollen, wenn die Nestzeit von den Eltern beendet wird und sie überall anecken. Egozentrikern wird der Weg gebahnt, oder auch sie kommen nie aus dem Nest, weil sie nicht klarkommen.

Selbstständige, liebevolle, verantwortungsvolle Erwachsene werden es so eher nicht werden. Es sei denn, sie fangen selber an, ihren inneren Kindern das zu geben, was sie als Kind gebraucht hätten: Nestwärme, die Flügel verleiht. Dann ist alles möglich.

Und genau solche überforderten, gefühlsmäßig allein gelassenen inneren Kinder sitzen eben sehr oft mit den Erwachsenen auf unseren ZA-Stühlen.

Bis vor nicht allzu langer Zeit galt eben leider noch die Aussage der Eltern: „Solange du deine Beine unter meinen Tisch steckst, machst du, was ich sage!“ Da war absolut blinder, Gehorsam gefordert statt aufrichtigem Respekt. Aber dann ab 18...!!!
Holla, die Waldfee!
Und da wundern wir uns, dass es so viele bockige Kinder in uns gibt, die einfach NIE mehr gehorchen wollen - z.B. auf Ratschläge oder Hilfestellung des ZA?
Und wir ZÄ sind dann leider manchmal genauso verständnislos, genervt oder streng wie deren ursprünglichen Eltern, wenn der Mensch mal nicht spurt, wie wir es wollen. Das macht es nicht besser.

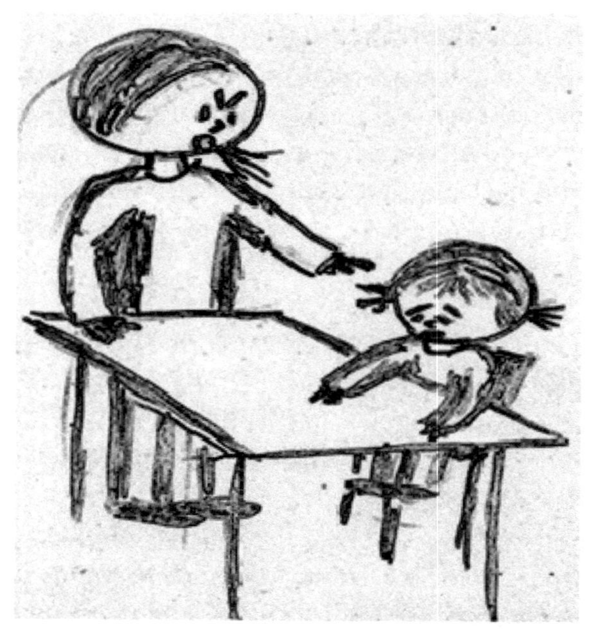

Wenn ich nun als ZA bei beratungsresistenten Patienten sehr beleidigt und unfreundlich reagieren würde und dem Patienten mit genervten, strengen Worten von oben herab mitteile, dass es ja letzten Endes SEINE Verantwortung und Schuld sei und ich nichts daran ändern könnte, wenn er so seine Zähne verliert, wird der Patient erst recht dicht machen. Macht nicht wie immer der Ton die Musik? Früher war ich auch geneigt, öfters genervt zu sein. Heute brenn ich für die bildhafte Sprache mit möglichst vielen Metaphern, weil sie alles ändern.
Das heißt nicht, dass wir uns alles gefallen lassen müssen. Wer trotz allem beratungsresistent bleibt oder unsere Grenzen des Umganges missachtet, dem dürfen natürlich auch wir mit Ruhe, Freundlichkeit und Gelassenheit die Türe weisen.

Sicher fragen sich manche, ob ich durch all die Gespräche einen erhöhten Zeitaufwand habe und so weniger verdiene?
Gute Frage...
Ich glaube nicht.

Denn die Ablenkungsgeschichten und Atemanleitungen gehen neben der Behandlung parallel und der anfänglich erhöhte Zeitaufwand für das Gespräch bzgl. Ursachensuche der Angst zahlt sich später doppelt und dreifach aus, weil alles von Mal zu Mal leichter und schneller funktioniert. Der ewige Kampf hört so endlich auf und alles fängt an, leichter zu laufen. Genau das lässt Stress auf beiden Seiten massiv runter gehen und Freude in den Behandlungsalltag bringen, weil sich grundlegend was ändert – für alle! Für die Patienten, für mich, für das Team.

Die gesamte Stimmung in der Praxis wird so gewaltig nach oben gehen, dass Patienten anfangen, wirklich gern zu kommen. Ziel erreicht!

Und das, was wir von genau diesen Patienten an Vertrauen und Gewogenheit zurückbekommen, das ist eh unbezahlbar. Denn der treueste, großzügigste und genügsamste Patient ist ein Angstpatient, der keine Angst mehr hat.

Besondere Mittel und Bilder für besondere Herausforderungen

Nun gibt es, wie schon erwähnt, auch Menschen, die bisher mit viel Dramatik oder Kraft ihren Willen durchsetzen konnten und die es meist gefühlt schon als Kind immer wieder geschafft haben, jede Verantwortung für die eigenen Handlungen oder Veränderung abzulehnen. Tausend Ausreden und unglaublich viel Energie, um das auch durchzusetzen. Genauso wird die Energie dazu verwendet, sich NICHT auf die helfende Hand einzulassen oder den Helfer dann für seine angebliche Unfähigkeit zu bestrafen.
Ich greife hier keinen persönlich an!

Wer als Kind bereits gelernt hat, dass ein großes Drama auch eine Überlebensstrategie sein kann und damit viel zu erreichen ist. Vielleicht weil es so das Bedürfnis nach Aufmerksamkeit gestillt bekommt. So wird man es im Erwachsenenalter ziemlich schwer haben, wenn man unbewusst in diesem Überlebensmuster bleibt. Man wird nicht mal spüren, dass es irgendwann nur noch negative Aufmerksamkeit ist. Hauptsache, ich bekomme welche. So entwickeln sich leider auch manchmal „dramatische" Erkrankungen, welche dann UNbewusst oft einen sogenannten positiven Krankheitsgewinn haben. Wenn mich eine Krankheit zur Ruhe zwingt oder viel Aufmerksamkeit bringt, ist die Frage: „Würde ich mir diese Ruhe auch gönnen bzw. ohne die Aufmerksamkeit klarkommen, wenn ich gesund wäre?" Nein? Warum soll dann der Körper gesund werden? Bei einer unserer schwersten Krebspatientinnen setzte die Heilung erst ein, nach ihrem erschrockenen

„Nein“ auf diese heftige Frage. Dies selber zu erkennen ist die größte Hürde.

Bei diesen Menschen mit gesteigerter Dramatik im Verhalten wegen einem fast unstillbaren Verlangen nach Aufmerksamkeit, egal ob Kind oder Erwachsener, finde ich es besonders schwierig, eine gute Arbeit auf beiden Ebenen zu leisten und dabei ganz bei mir zu bleiben.

Zum einen ist es eine ziemliche Herausforderung, bei vollkommen ablehnender Grundhaltung bzgl. Hilfestellungen, vollkommen fehlender Selbstreflektionsfähigkeit, deutlich gesteigerten Abwehrhandlungen, ununterbrochenen Zwischenfragen und Pausen, ständigen Beschwerden über die eingesetzten Mittel usw. selber ruhig zu bleiben. Zum anderen gehen leider durch die extrem gesteigerte Anspannung der Patienten auch manchmal Dinge schief, die sonst NIE schief gehen. Damit wird es dann quasi, wie gesagt, eine selbsterfüllende Prophezeihung für die Patienten, was wiederum eine Bestätigung ihrer alten Überzeugungen bedeutet: „Es ist richtig, KEIN Vertrauen zu haben und sich auf nichts Neues einzulassen!“ Super! Manchmal hilft es, innerlich zu sagen: „Lass es bitte ihr Problem bleiben und nicht zu unserem werden!“

Das Verrückte an der Sache ist die, dass sich vielleicht einige Leser gerade angegriffen fühlen. Das bedauere ich und es liegt mir völlig fern, denn ich kenne sicher die wenigsten Leser persönlich. Vielmehr liegt genau darin eine wertvolle Chance für den Blick in den Spiegel. Bekomme ich oder besser mein Eiskind vielleicht dadurch die Menge

an Aufmerksamkeit, die ich als Kind vermisst habe? Oder habe ich nie gelernt, dass auch ich Grenzen anderer einhalten und akzeptieren darf? Oder durfte ich mir als Kind überhaupt kein Drama erlauben und bin deshalb eingefroren und meine Seele fordert mit Dramatik körperlichen Tribut? Oder war mein Drama Mittel zum Zweck eines zu wenig beachteten Eiskindes? Schwappt vielleicht mein inneres Drama irgendwann nach außen und mein Körper reagiert „dramatisch“ mit Schmerzen, chronischen Erkrankungen usw.? Bekommt mein Eiskind so nun wieder mehr Aufmerksamkeit? Man nennt genau das positiven Krankheitsgewinn, der oft jenseits des klaren Verstandes liegt, da er einem Eiskind oder seinem Schutzdrachen entspringt. Das selber zu erkennen ist die größte Herausforderung überhaupt und manchmal echt bitter.
Ehrliche Selbstreflektion ist oft spannend. Und das, was man erkennt, ist manchmal nicht schön, aber unglaublich heilsam und hilfreich, um wirkliche Veränderungen herbei zu führen.

Wie bekomme ich nun als ZA einen derart geprägten Charakter auf meine Seite und überzeuge ihn, doch den Sprung in die Fluten der Veränderung zu wagen?

Sicher wird es nicht immer klappen, dessen bin ich mir durchaus bewusst. Dennoch hat mir diese Frage keine Ruhe gelassen. Auch die Frage, in wie weit ich Grenzen setzen und den Spiegel vorhalten darf oder ob das dann schon übergriffig ist. Doch alles liegt immer im Blickwinkel des Betrachters – es gibt kein richtig oder falsch, kein gut und kein böse... nur bewusst und unbewusst!

Wenn ich an einer roten Ampel stehe und neben mir eine Familie mit Kind. Plötzlich will das Kind unbeobachtet losrennen, obwohl ein Auto kommt. Da werde ich IMMER, ohne nachzudenken übergriffig handeln, das Kind massiv stoppen, um es dann wieder den Eltern zu überlassen, damit diese weiter entscheiden können. Auch einen Erwachsenen würde ich in diesem Fall erst mal mit Gewalt stoppen, falls er die Situation unterschätzt oder nicht gesehen hat. Und wenn er danach meint, trotzdem loslaufen zu wollen, dann darf er laufen und selber Verantwortung für sich übernehmen.

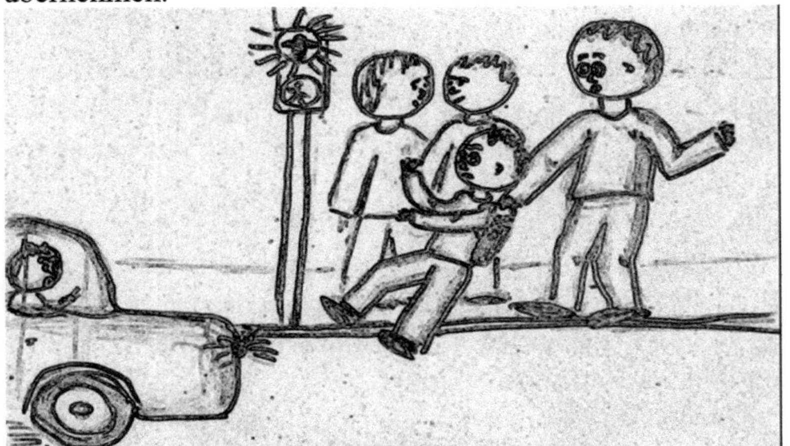

So sehe ich das auch in unserem Beruf. Natürlich ist es unser höchstes Ziel, die Patienten zufrieden zu stellen, jedoch wird dies manchmal unmöglich sein, egal wie sehr wir uns verbiegen.

Und da dürfen wir meiner Meinung nach Einhalt gebieten und vor Augen führen, dass der Mensch die Wahl hat, mit unserer Hilfe schwimmen zu lernen und auf die neue Insel zu kommen, die Nahrung bietet oder eben auf der vertrockneten zu bleiben und vielleicht verhungern – dann aber ohne uns.

Dieses Kind, welches schon damals nie oder viel zu streng und eng Grenzen gesetzt bekommen hat, wird sich auch als Erwachsener schwertun, Grenzen zu akzeptieren. Manchmal kommt dann massiv Gegenwind und die Zusammenarbeit geht auseinander. Doch meistens spüren sie, dass der neue Weg vielleicht doch nicht so schlecht wäre.

Die Art und Weise, WIE wir Grenzen setzen ist grundlegend entscheidend für den Verlauf.
Setze ich die Grenze aus einer Wut heraus, ist die Chance auf eine gute Lösung fast nie möglich. Bleibe ich aber bei mir und ruhig, dann erhöre ich die Chance auf ein Maximum.
So wird bei manchen Patienten z.B. jede zahnärztliche Handlung als ganz dramatisch empfunden, d.h. Geruch, Geschmack, Geräusch, Taubheit, Schmerz, Berührung usw. Diese Patienten werden wir leider nie zufrieden stellen können. Das wird ein Kampf, den wir ZÄ nur verlieren können. Denn egal, wie viele angenehmere Alternativen wir ihnen bieten, sie haben nur den Focus auf den Nachteilen der jeweiligen Entscheidung und werden immer unzufrieden sein. BIS wir ihnen etwas „vor Augen führen".

Da jede eigene Entscheidung immer auch eine negative Komponente hat, z.B. entweder Schmerzfreiheit und doofe Taubheit, oder doofe Schmerzen und dafür aber kein komisches taubes Gefühl, oder doofer täglicher Aufwand und Empfindlichkeit bei der Verwendung von Zwischenraum-

bürstchen und Zähne behalten, oder schmerzfreie Bequemlichkeit beim Putzen und leider die Zähne verlieren, usw. Einen Tod müssen wir immer sterben. Manchmal sag ich das auch genau so. Dann soll der Patient sich selber für das kleinere Übel entscheiden. Dann wird er es vielleicht etwas besser ertragen, da es dann **seine** Entscheidung war.
Das ist gesünder, als wenn wir ZÄ diese Entscheidung für ihn treffen. So kann er die Schuld nicht mehr auf uns ZÄ rüber schieben.

Falls sich auch hier jemand ertappt fühlt, ich meine es nicht böse! Es wird so nur die Chance offensichtlich, dass ich eine Wahl habe, aus dem alten Muster auszubrechen!
Es ist unsere einzige Chance, dass wir diesen Patienten uns beiden zu Liebe helfen, von der (Theater-)Bühne runter zu kommen, indem wir beginnen, liebevoll Grenzen zu setzen und den Blick auf die Nachteile ihres bisherigen Verhaltens lenken. Wichtig ist, damit auf zu hören, dieses Spiel nach ihren Regeln mit zu spielen und ihren Lebensfrust auf unsere Schultern zu nehmen. Ich nehme gerade den Mund sehr voll. Ich mach genau das leider noch viel zu oft und versuche sie zufrieden zu stellen, obwohl das meist ein aussichtsloses Unterfangen ist.

Manchmal kann es hilfreich sein zu fragen:
„Finden Sie ihre Reaktion jetzt angemessen?“, wenn der Patient z.B. aggressiv wird, weil etwas weh tut.
„Ja!“.
„Okay, wenn sie meinen.“.
Und dann nichts mehr sagen. Meist denken sie dann selber darüber nach und ändern ihr Verhalten. Oder aber das ge-

naue Gegenteil versuchen, nämlich ihr Gefühl direkt zu benennen und eher noch dramatischer auszudrücken:
„Es ist gerade ganz furchtbar dramatisch für Sie, richtig?"
Oft kommt dann ein:
„Na so schlimm ist es auch wieder nicht!"
Und die ursprüngliche Dramatik verliert plötzlich an Ausprägung und Gewicht.
Auch die Frage: „Möchten Sie eigentlich zufrieden sein mit dem, was wir hier machen?"
„Ja, na klar!"
„Glauben Sie ich habe überhaupt eine Chance, sie zufrieden zu stellen, wenn sie den Focus nur auf dem unangenehmen Weg anstatt auf dem guten Ziel haben?"
Es folgt meist betretenes Schweigen und Einsicht.

Lustig und hilfreich hingegen finde ich auch die Sichtweise von Damian Richter, gerade bei Menschen, die sich über jede negative Konsequenz einer Entscheidung beschweren:
„Kennen sie den Unterschied von Bienen und Fliegen? Eine Biene findet auf einer Müllhalde die einzige Blüte und fühlt sich von dieser angezogen. Eine Fliege jedoch findet auf einer wunderschönen Blumenwiese den einzigen Scheisshaufen und fühlt sich von diesem angezogen. Möchten sie also mit den Augen der Biene oder der Fliege durchs Leben fliegen? Möchten sie eher das gute Ziel an der Entscheidung sehen, auch wenn der Weg blöd ist oder lieber nur den negativen Weg, obwohl das Ziel gut ist?
All das mit Augenzwinkern und Schmunzeln erzählt, hilft oft sehr viel weiter.
Grundsätzlich sollte immer sowohl das Positive, als auch das Negative einer Entscheidung betrachtet werden. NUR

so können wir weise und verantwortungsbewusst entscheiden!
Das heißt keinesfalls, dass ich negative Umstände schön reden möchte! Im Gegenteil! Ich möchte nur ein Licht im Dunkeln sichtbar machen. Die Blume, die sich trotz Müll einen Weg bahnt. Die Blume, die Hoffnung gibt.

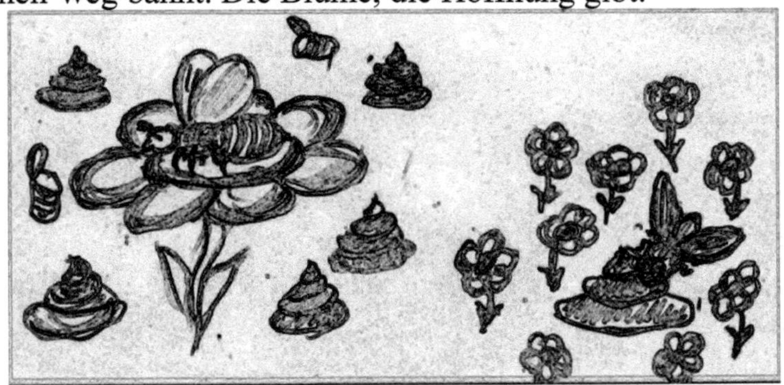

Woher kommt nun dieser Focus nur auf das Negative? Zum einen ist das, wie schon gesagt, ein aktiviertes Überbleibsel aus der Ur-Zeit, zum anderen wurde es wahrscheinlich dem Mensch als Kind nicht entsprechend beigebracht, allumfassend Verantwortung zu übernehmen. Kleine Kinder brauchen liebevolle, klare, starke Grenzen, um sich zu orientieren und Sicherheit zu bekommen. Reifer werdende Kinder sollten mit jedem Jahr etwas mehr Raum bekommen, um zu lernen, sich ihre eigenen Grenzen mit gestalten und Verantwortung für sich selbst übernehmen zu können. Dafür ist es wichtig, sich auch ihre Argumente anzuhören und gemeinsam weise entscheiden zu lernen. *Diktatur und fehlende Führung verhindern beide gesundes Flügelwachstum!*
Alle gesetzten Grenzen sollten immer begründet werden (Vor- und Nachteile), damit ein Kind auch versteht, warum

etwas wichtig ist, und dass es manche Grenzen im Leben und von anderen Menschen gibt, die einfach akzeptiert und respektiert werden müssen. Wenn das Kind versteht, warum es so wichtig ist, dann wird es diese Grenzen auch besser akzeptieren lernen. Und genauso geht es auch den Erwachsenen. Weshalb das Verstehen der Hintergründe so wichtig ist.
Wurde diese Lektion allerdings während dem Aufwachsen versäumt, können die Menschen später schwer weder eigene gesunde Grenzen setzen, noch andere akzeptieren, wie schon öfters erwähnt. Dieses Missverhältnis von zu viel oder zu wenig erhaltener Nestwärme und gestutzten Flügeln betrifft nur leider einen ziemlich großen Teil von uns allen.

Diesen Patienten, die eine gewisse „Unbelehrbarkeit" an den Tag legen, diese, welche einfach nicht „gehorchen" wollen, egal ob groß oder klein, versuche ich dann immer 2 mögliche Wege mit 2 Fingern „vor Augen zu führen", eben WEIL Ohren auf Durchgang geschaltet werden können, Augen jedoch kein Hintertürchen haben:
doofer Weg A mit gutem Ziel A und bequemer Weg B mit schlechtem Ziel B.
So z.B. entweder:
A: MIT lästigem Zähneputzen OHNE doofe Löcher oder
B: OHNE lästiges Zähneputzen MIT doofen Löchern.
Dann lass ich sie selber entscheiden und zeigen, was sie glauben, auf welchem Weg sie sich gerade befinden und welches Ziel sie erreichen möchten.

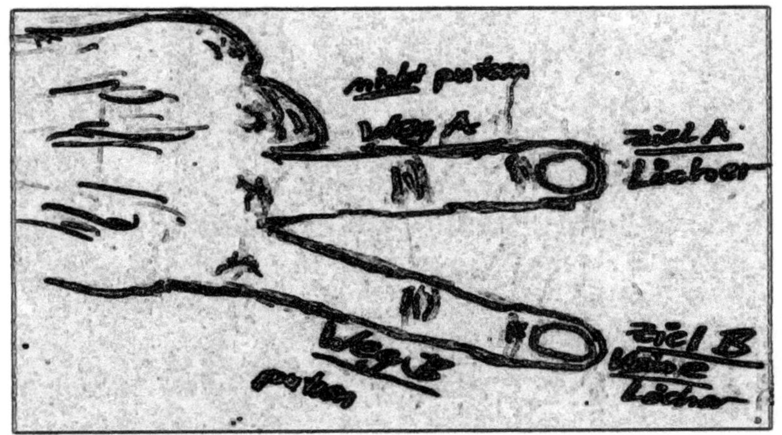

Wenn sie es selber sehen und aussprechen müssen, kommt es eher im Herzen an. Und der bockige Teil in ihnen, den wir fast alle in uns haben, fühlt sich etwas ertappt. Vielleicht weil er selber diesbezüglich noch nie wirklich für seine Entscheidung Verantwortung übernehmen musste. Bewusst die Entscheidung zu treffen: blöder Weg ODER blödes Ziel!

*Diese Entscheidung **weise** zu treffen, ist jedoch NUR möglich, wenn ich auch die negativen Konsequenzen meiner Entscheidung mit betrachte und mich bewusst für das kleinere Übel entscheide und dann auch Frieden mit diesem schließe!*

Und wenn wirklich gar nichts hilft, aber dringendst Mithilfe nötig ist, frage ich auch mal:
„Möchten SIE denn, dass es besser wird und sie Ihre Zähne erhalten?"
„Ja klar!"
„Und sie erwarten, dass ich alles dafür tue?"

„Ja klar!“
„Und sie selber möchten möglichst wenig Aufwand dabei haben, richtig?“
„Ja richtig.“
„Können sie mir dann ein Argument nennen, warum MIR der Erhalt ihrer Zähne dann wichtig sein soll, wenn er ihnen nicht mal so wichtig ist, dass sie etwas Aufwand betreiben wollen? Verdienen tu ich so oder so, beziehungsweise sogar mehr, wenn ich Zähne ziehen und wieder ersetzen kann. Freude bereiten mir jedoch nur Dinge, die auch Zukunft haben. Doch wenn sie alles beim Alten belassen und somit in Kauf nehmen, dass sie ihre Zähne verlieren, dann macht es für mich auch keinen Sinn mehr, für ihre Zähne zu kämpfen. Dann ziehen wir eben einen nach dem anderen und ich verdiene mehr dabei.“
Dann ist meist betretene Stille bis zum:
„Da haben Sie recht. Okay. Ich werde mich bessern.“

Auch hierbei sind die Bilder, Bildgeschichten und Metaphern immer wieder unglaublich hilfreich, weil sie einfach über die Ohren in den Augen hängen bleiben.

So gelingt es mir zunehmend, auch ältere, bisher sehr beratungsresistente Menschen schmunzelnd z.B. mit der „Zugvariante“ von der Intensivierung der Mundpflege zu überzeugen:
„Ich packe die Parodontitis gern in Bilder. Stellen sie sich also folgendes vor: Wenn ihr Zahnfleisch blutet, heißt das, der ´Zug der Parodontitis´ rollt. Endbahnhof ist eine Totalprothese... Die Frage ist, wollen wir dort ankommen? Wollen SIE dort ankommen? Wie schnell dieser Zug wird und

wie lang die Strecke ist, wissen wir nicht. Da spielen viele Faktoren mit rein, **aber bluten** heißt, er **rollt**! Wir sind die Bahnhöfe mit unserer professionellen Zahnreinigung: Wir stoppen oder bremsen ihn zumindest mit aller Macht aus. Ob der Zug zwischendrin jedoch weiter rollt, oder auf dem Stand heute stehen bleibt, haben allein sie in der Hand. Es hängt an ihnen, ob sie ihn jeden Tag mit der Notbremse durch die Verwendung der Zwischenraumbürstchen stoppen, oder ob sie ihn weiter rollen lassen. Je seltener sie die Notbremse ziehen, um so schneller wird er werden. Vom Bummelzug zum ICE. Wann und ob er Gas geben wird, weiß keiner. Mir ist es egal. Ich gehe beide Wege mit ihnen. Verdienen tu ich mehr, wenn sie ihn rollen lassen und wir einen Zahn nach dem anderen ziehen und ersetzen müssen ;)."

„Oh, na dann muss ich das ändern!"

„Nein! Stopp! Einen Scheiß MÜSSEN sie! Aber sie DÜRFEN es ab heute ändern! MÜSSEN sagt ihr Kopf, die Vernunft – aber ich hätte gern ihr Herz mit auf meiner Seite und dass dieses versteht, warum es wichtig ist. Erst dann wird es zulassen, dass etwas geändert WIRD."

Viel besser nehmen die Patienten auch auf, wenn ich frage: „Nehmen sie schon jeden Tag Zahnseide oder haben wir da noch Spielraum?"

Meist sind sie erleichtert, dass sie nicht zugeben müssen, dass sie geschwächelt haben, sondern dass sie stattdessen zustimmen können, noch mehr tun zu können. Oft sind sie dann sogar motivierter als beim letzten Mal.

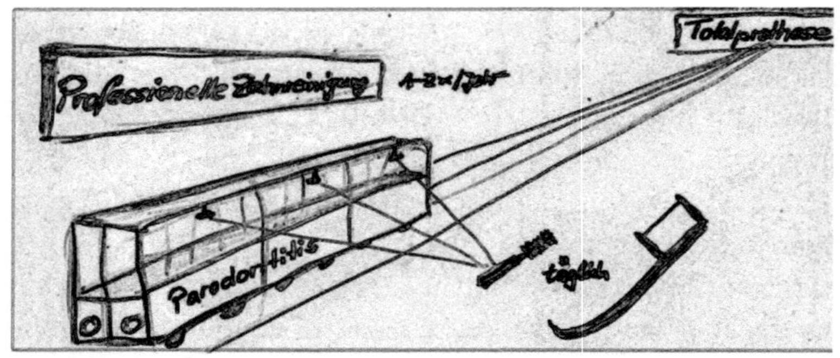

Je mehr ich all das mit einfachen Worten mit einem liebevollen, manchmal etwas frechem Lächeln, oder etwas resigniert darbiete, um so weniger fühlen sich die Patienten belehrt oder bevormundet. Denn ich kann schließlich nichts an ihrem Verhalten ändern. Das kann nur der Patient selber.

Wenn ich dann auch noch zusätzlich schmunzelnd ausspreche, dass ich ihre Einstellung durchaus verstehe, da fast jeder diese gewisse bockige Facette in sich hat, auch ich. Dann geschehen, wie gesagt, gefühlt Wunder. Das ist eben diese Facette, die in jungen Jahren beschlossen hat: „Wenn ich mal volljährig bin, lass ich mir nichts mehr sagen!“, da wir fast alle mit Worten aufgewachsen sind, wie: „So lange du deine Beine unter meinen Tisch steckst, machst du was ich sage!“. Wenn sich dieser Teil in den Patienten plötzlich verstanden fühlt und er den Bodyguard in Form der Beratungsresistenz, Abwehr oder Misstrauen ab da nicht mehr braucht, ändert sich plötzlich alles und die Patienten wachsen über sich hinaus.

Fast alle ändern danach spontan ihr altes Verhaltensmuster und unsere Strategie zum Zahnerhalt fängt endlich an zu fruchten. Dann fängt es für mich an, Spaß zu machen, weil ich weiß, dass es in 90% ein gravierender Erfolg sein wird. Wenn ich mich dann beim nächsten Besuch des Patienten vielleicht auch etwas überschwänglicher freue, dass WIR gegen die Bakterien „gewonnen“ haben, dann müssen wir meist beide lachen und der Patient ist noch motivierter als zuvor.

Manchmal dramatisiere ich mit dem Zug gern auch mal, damit es wirklich im Inneren ankommt und die Mitarbeit gefördert wird. Ist der Patient dann allerdings sehr erschrocken, wenn der Groschen plötzlich gefallen ist, gebe ich zu, dass es im Moment noch ein Bummelzug ist. Dass ich nur verhindern möchte, dass es ein ICE wird.

Eine Autoreparatur oder Hausbau ist neben dem Parodontitis-Zug auch oft hilfreich: „Würden sie beim Auto nur einen Reifen auswechseln, wenn alle vier abgefahren sind?“, wenn 4 Zähne extrem kaputt sind und abzubrechen drohen, aber nur 1 Krone gemacht werden soll. Oder: „Sie wundern sich, dass die Prothese kaputt geht, obwohl sie **erst** 20 Jahre alt ist? Fährt Ihr Auto nach 20 Jahren immer noch? Das Auto benutzen sie vielleicht 4x am Tag und die Prothese 24 Stunden täglich. Darf sie da nicht irgendwann den Geist aufgeben?“, falls eine sehr alte Prothese nicht mehr zu reparieren geht. Oder: „Wenn sie beim Auto nie eine Unterbodenwäsche machen, dann ist das Risiko groß, dass der Boden rostet.“, wenn eine PZR nötig wäre, und „Würden sie ein Haus auf ein marodes Fundament bauen?“, wenn vor der neuen Krone erst das Zahnfleisch behandelt werden muss, usw.

Wenn alles nichts bringt, dann hilft manchmal die eigene Ohnmacht zugeben: "Ich weiß nicht, wie ich ihnen das verständlicher erklären kann, damit es besser wird, weil ich gern ihre Zähne retten würde. Wollen Sie das nicht?". Selbst wenn jetzt viele Kolleg(inn)en jetzt sagen: „Das ist doch schon Standard in unserer Kommunikation!", so gibt es vielleicht manchen Patienten zu denken, dass gewisse Empfehlungen durchaus Sinn machen.

Auch wenn die Patienten beim Einhalten der Termine nachlässig sind und sich dann nach dem 3. Mal wegen dem wirtschaftlichen Schaden (laufende Gehaltskosten) über eine Versäumnisrechnung beklagen, hilft ein Beispiel aus dem realen Leben: „Stellen sie sich bitte mal vor, ein Nachbar macht unachtsam einen Kratzer in ihr Auto. Was würden sie tun? Das erste Mal schauen sie vielleicht nochmal darüber hinweg. Bei dem zweiten Kratzer sprechen sie ihn an und ab dem dritten geben sie die Rechnung der Reparatur an ihn weiter. Wie viele Kratzer würden sie tolerieren und aus eigener Tasche zahlen? Wäre der Zeitfaktor wirklich relevant? Oder wären sie ab dem ersten Kratzer immer in hab-acht-Stellung?"

Diese Metaphern erhöhen die Chancen, gehört zu werden, um ein Vielfaches. Erreichen wir damit auch bisher hartnäckige Patienten, werden diese dann die treuesten und dankbarsten von allen sein! Weil sie spüren, es war nur zu ihrem Besten oder zu unserem Schutz und ehrlich.

Verliere ich durch all die Dinge an Glaubwürdigkeit oder Respekt?

Ich glaub eher das Gegenteil trifft ein.

Ich halte die althergebrachte Einstellung: „Therapeuten sollten immer schön Abstand wahren und auf Distanz bleiben, um souverän und vertrauenswürdig zu wirken“, für teilweise ziemlich überholt.

WIE soll so Empathie gelebt werden können!
Mitgefühl geht nur über respektvolle Nähe.
Allerdings kommt es auf eine gute, taktvolle Mitte und Ehrlichkeit an!

Was bei dieser eher ausgefallenen Art der Kommunikation auch noch ganz entscheidend sein kann, ist die Vermeidung des Wortes „nicht“, da unser Gehirn dieses „nicht“ nicht umsetzen kann! „Denke nicht an einen blauen Elefanten!“ - an was denken Sie? Schon ist er da! So können ungünstige Verknüpfungen entstehen. Vor lauter „Aufpassen, dass es **nicht** runterfällt“ vergisst das Kind glatt, sich fest zu halten und wird eher runterfallen. Das ist aus dem Buch: “NLP macht Kinder stark“. Weitere tolle Tipps bzgl. Kommunikation gibt es auch in den MiniMax Interventionen, falls sich dafür einer interessiert.

Wenn wir anfangen, in den inneren Dialog zu gehen und Herz und Verstand zu verbinden oder zumindest eine gemeinsame Wellenlänge mit dem Eiskind oder Avatar zu finden, könnten wir so viel ändern.
ALLES würde sich ändern!
Mein Verstand wollte Zähne reparieren. Mein Herz den Menschen auf den Zahn fühlen. Als mir zweites bewusst

wurde, wollte ich fast den ursprünglichen Beruf an den Nagel hängen. Erst als ich angefangen habe, meine eigenen Eiskinder zu betrachten, wahrzunehmen und anzunehmen, kam ein Gleichgewicht in beides rein und es ergänzt sich gegenseitig auf wunderbare Weise.

Nicht mehr Herz gegen Verstand, sondern vereint zum Ziel. Die bewusste Verbindung von beidem hat mir Zugang zu meiner Berufung hinter dem Beruf verschafft. Und ich könnte mir mittlerweile nichts Erfüllenderes mehr vorstellen und bin unglaublich dankbar für diese Erkenntnis.

All unsere Gefühle und Emotionen sind die Kinder in uns. Lasst uns mit ihnen reden lernen. Auf Augenhöhe, liebevoll.

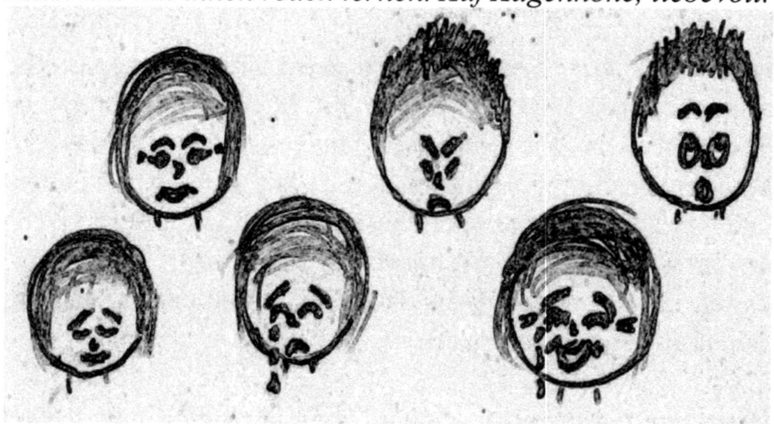

Den Menschen „auf den Zahn gefühlt“, Einheit von Körper und Seele

Im Laufe meiner letzten, ziemlich lehrreichen Jahre fiel mir ein sehr spannendes Buch in die Hände:
„Was Zähne zeigen“ von Michéle Cavin, in dem jedem Zahn ein seelisches Thema zugeordnet wird. Von Meridianen und aus der TCM kennen wir ja schon Zusammenhänge, aber seelische Themen? Anfangs konnte ich nicht richtig was damit anfangen, da manches sehr unspezifisch war, aber einige Zähne hatten ganz „greifbare“ Themen.

Einem Erlebnis habe ich es zu verdanken, dass es ein festes Zusatzwerkzeug bei meinen Behandlungen geworden ist:
Ein junges Mädchen (13) entwickelte trotz perfekter Mundhygiene innerhalb eines halben Jahres eine derart ausgeprägte Karies an einem einzigen Zahn (36). Nach etlichen Rettungsversuchen mussten wir letzten Endes doch noch eine Wurzelbehandlung durchführen. Wirklich nachvollziehbar war der Verlauf jedoch nicht, da aus medizinischer Sicht jeder Schritt glatt lief.

Ich bin überzeugt davon, dass innerer Stress auf das Immunsystem Einfluss hat. Aber dass nur ein einzelner Zahn betroffen ist? DAS machte für mich keinen Sinn!

Zu dieser Zeit war sie in einen unglaublichen Scheidungskrieg ihrer Eltern und zwischen die Fronten geraten. Keiner war aus eigenen Themen heraus in der Lage, für sie Verantwortung zu übernehmen. Und sie wusste nicht, wo sie am besten hin sollte. Daher war der massive, innere Stress

durchaus nachvollziehbar.
Interessehalber hab ich dann das Buch raus gekramt und mir kamen die Tränen... dieser Zahn hatte ein sehr „greifbares“, absolut passendes Thema:
„Ich möchte einfach nur geliebt werden“...
Mist! Das konnte ich ihr damals nicht sagen, da nie Eltern dabei waren und es ein schwieriges, ein zu großes Thema war, um es „einfach so“ anzusprechen. Doch dieser Zahn gab und gab trotz optimaler Wurzelfüllung keine Ruhe. Alles verlief von uns aus regulär, aber nichts wollte wirklich heilen. An völlige Schmerzfreiheit war nicht zu denken, obwohl auf dem Röntgenbild keine Ursachen mehr zu erkennen waren.

2 Jahre haben wir zugewartet und mit Antibiotikum und ständiger Höhenkorrektur den Zahn halbwegs ruhig bekommen. Sobald jedoch der innere Stress nach oben ging, war er wieder klopfempfindlich. Ich wusste mir keinen Rat mehr. Doch bevor ich an das Ziehen des Zahnes denken wollte, hab ich als letzte Chance das Thema dazu mit ihrer Erlaubnis angesprochen.

Ihre Tränen liefen, ich hab sie in den Arm genommen und einfach nur getröstet und gehalten. Seitdem ist ihr Zahn komplett ruhig. Das ist jetzt über 6 Jahre her. Und ich bin so froh, es angesprochen zu haben. Es war, als ob endlich die geballte, angestaute, negative Energie dieses Themas über die Tränen abfließen konnte.

Es mag wie Wunderheilung klingen, das ist mir bewusst. Wie gesagt, ich werde immer die Schulmedizin an erster

Stelle in Betracht ziehen. Aber eines habe ich daraus gelernt: Sobald ich an Grenzen stoße, etwas keine Ruhe gibt, keine greifbare medizinische Ursache zu finden ist, oder wenn etwas total aus der Reihe tanzt, dann werde ich immer auch nach seelischen Ursachen schauen. Einfach um die Heilungschancen auf ein Maximum zu erhöhen. Wenn z.B., wie oben beschrieben, nur ein einziger Zahn bei ansonsten naturgesunden Zähnen und super Mundpflege, durch Karies in kürzester Zeit zerstört wird, werde ich hellhörig. Die Themen passen in 9 von 10 Fällen wie die Faust aufs Auge und nach der Auseinandersetzung mit dem Thema geben diese „nicht greifbaren und nicht nachvollziehbaren“ Schmerzen meist komplett Ruhe. Damit sind wir voll im Gebiet der Psychosomatik. Auch hier wieder die Frage: WAS haben wir zu verlieren, wenn wir uns darauf einlassen? Ich glaube, wir können nur gewinnen und so unsere Möglichkeiten, den Patienten zu helfen, maximal erweitern. Deshalb spreche ich bei Beschwerden mittlerweile diese Möglichkeit grundsätzlich mit an, auch wenn es manche für esoterisch halten. Es ist für mich einfach ein Werkzeug geworden, welches ich nicht mehr missen möchte. So rege ich Patienten an, mal darüber nachzudenken, was ihnen zu oft „auf der Zunge brennt“ oder „schwer über die Lippen kommt“, wenn sie ständig unter Aphten oder Herpes leiden. Wenn sie dann lernen, diese Dinge lieber auszusprechen, nimmt meist die Häufigkeit der Infekte ab.

Ein weiteres Beispiel war das Implantat eines Teenagers, welches von Anfang an Probleme bereitet hatte. Von der Wundheilung nach dem Rausschlagen, über Knochenaufbau, das Einheilen, bis zu ständig wiederkehrender Zahnfleischentzündung – nichts lief normal und unproblematisch. Das Implantat wurde an die Stelle des herausgeschlagenen „Mutterzahnes“ gesetzt. Es war ein junger Mann mit einer extrem beschützenden, fast erdrückenden Mutter, welcher in der Praxis im Alter von 16 Jahren nicht mal Raum bekam, um selber auf meine Fragen zu antworten. Erst seit der räumlichen „Trennung“ von der Mutter durchs Studium gab das Zahnfleisch plötzlich Ruhe, ohne dass etwas anderes geändert wurde. Der junge Mann blühte dort regelrecht auf und wurde selbstständig. Dass die Mutter es besonders gut machen wollte, steht außer Frage. Doch das war sicher zu viel Nestwärme und zu wenig Flügel.

Wenn die Zusammenhänge so perfekt passend sind, stelle ich mir manchmal die Frage, ob wir mit früherem Bewusstwerden vielleicht hätten vermeiden können, dass symbolisch der Mutterzahn gehen musste, weil eine gewisse Abnabelung von der Mutter in dem Alter noch nicht möglich, aber notwendig gewesen wäre.

Ich weiß, das ist sehr spekulativ. Dennoch halte ich es für eine Möglichkeit.

Auch das Einbeziehen von körper- oder symptombezogenen Sprichworten gehört mittlerweile zu meiner alltäglichen Routine bei der Versorgung meiner Patienten. Ich möchte ihnen neben der optimalen Zahnbehandlung zusätzlich alles in meiner Macht Stehende bieten, um einen bestmöglichen Erfolg zu haben.

So konnte einer älteren Dame eine tiefe Hirnstimulation erspart werden, welche seit knapp 6 Monaten an einer Trigeminus-Neuralgie litt und keiner ihr anders helfen konnte. Nach meiner Frage, ob es vielleicht derzeit irgendetwas in ihrem Leben gibt, was sie furchtbar „nervt“, oder ihre „Nerven bis zum Zerreißen spannt“, wurde sie plötzlich blass. Ihr kamen die Tränen, und sie erzählte mir von einem Nachbarschaftsstreit mit ihren ehemals besten Freunden, der vor einem reichlichen halben Jahr begonnen hatte. Sie konnte den gar nicht verstehen und litt sehr unter ihm.
Durch die Tränen bekam die Seele Raum. Seelenschmerz konnte auch hier abfließen.
2 Wochen später war der Trigeminusnerv ohne weiteren chirurgischen Eingriff ruhig.

Ein anderer Fall war: Ein 16-jähriger Teenager hätte mit seinen mehrfachen, täglichen „Ticks“ in Form von massiven Zuckungen im Gesicht und Körper leben müssen, weil er medizinisch als austherapiert galt. Nach einer einzigen kinesiologischen Testung, in der wir gemeinsam die Ursachen für sein ständiges „Austicken“ gefunden hatten, bekam er anschließend keine einzige Zuckung mehr! Das war viel mehr, als ich mit je gehofft hatte. Der Scheidungskrieg seiner Eltern und seine damit verbundenen Schuldgefühle waren einfach zu viel für ihn gewesen. Er konnte weder angreifen, noch flüchten. Eiskind. Negativer Energiestau!

Das sind die Momente, in denen mir selber die Tränen kommen, in denen ich überwältigt bin, was zusätzlich zur bisherigen Schulmedizin erreicht werden KANN. Momente, in denen ich mich frage: „Kann es wirklich so einfach sein?“ und „Warum vergeben wir uns diese Chancen, nur weil es wissenschaftlich noch nicht anerkannt ist?“

Dies sind nur wenige, kleine Beispiele von mittlerweile unzähligen, faszinierenden Zusammenhängen, welche allein mit Bewusstwerden sofort ihre Wirkung gezeigt haben. Ich könnte noch viele weiter spannende Erlebnisse hier teilen, das würde aber den Rahmen sprengen. Ich bin mir bewusst, dass es sicher nicht immer eine derartige Lösung gibt, da die Zusammenhänge oft sehr komplex sind. Dennoch hätte ich mittlerweile ein schlechtes Gewissen, wenn ich nicht alles, was mir an Wissen zur Verfügung steht, benutzen würde, um bestmögliche Arbeit leisten zu können. Dass ich natürlich immer erst körperlich untersuchen und wenn nötig behandeln werde, steht außer Frage!
Durch diese unglaublich tollen Vertrauensbeziehungen könnten wir - gerade die ZÄ - dann sogar noch einen Schritt weiter gehen.

Ich bin nämlich mittlerweile felsenfest davon überzeugt, dass es bei JEDEM Körpersymptom AUCH eine seelische Komponente gibt, welche die Erkrankung oder die Beschwerden MITverursacht oder verstärkt. Dass Krankheitserreger letzten Endes die Auslöser sind, steht ebenso außer Frage! Darum geht es hier gerade nicht.

Wenn wir es nun schaffen, diese seelischen Komponenten zusätzlich zu den körperlichen (somatischen) inneren und äußeren Ursachen herauszufinden, wird die Erfolgschance bzgl. Heilung auf ein Maximum erhöht. Der Wissenschaftszweig Psycho-Neuro-Immunologie wird dazu in Zukunft sicher noch viel herausfinden. Doch wollen wir wirklich so lange warten und bis dahin Chancen verschenken? Ehrlich? Warum? Was haben wir zu verlieren? Manche sagen vielleicht, wir machen so falsche Hoffnungen. Aber stirbt die Hoffnung nicht zuletzt? Symbolisiert nicht der Zahn vielleicht sogar den Menschen? Harte, unempfindliche Schale und weicher, sensibler Kern? Haben wir ZÄ nicht sogar eine Sonderstellung, um an die Wurzel des Übels zu kommen? Schließlich lass ich ja nicht jeden an mein Inneres. Aber den ZA schon ;).

Und genau da sind wir wieder beim Anfang: Den Menschen auf den Zahn fühlen. Manchmal muss man tief bohren und dies tut mitunter ziemlich weh. Doch nur so kommen wir an die Wurzel des Übels.

Ich bin nach wie vor davon überzeugt, dass die bisherige Art der Schulmedizin extrem wichtig ist, ihre Untersuchungen Vorrang haben sollten und in akuten Fällen erstmal den Körper retten kann, um einfach Zeit zu gewinnen. Zeit, die für die Heilung der Seele benötigt wird.

Was haben wir denn zu verlieren, wenn wir ZEITGLEICH mit der körperlichen Untersuchung auch nach der seelischen Komponente forschen? Verlieren wir damit an Glaubwürdigkeit? Oder haben wir nur Angst, dass damit alles zusammenbricht, an was wir bisher geglaubt haben? Ich denke das Gegenteil würde eintreffen! Wir würden so nur über uns hinauswachsen – einfach offen für alles, was hilft - zum besten Wohle unserer Patienten.

So haben wir es (uns) doch einst geschworen!
Ein Beispiel zur Allgemeinmedizin: „Mir läuft die Galle über vor Wut“ - die bisherige Schulmedizin entfernt die Galle bei einer Kolik – prima! DAS IST GENAU RICHTIG im Akutfall! Nur so hat Patient überlebt! Doch wer fragt gleichzeitig danach, welche Wut alles überhaupt zum Stocken gebracht hat? Welche Wut eigentlich „die Galle hat überlaufen lassen“? Wir haben so unglaublich viel altes Wissen, sprechen es sogar oft aus und ignorieren es trotzdem.
Manche mögen dies vielleicht als „Schuldzuweisung“ und damit als sehr unangenehm empfinden im Sinne von: „Dann bin ich mit meinen Gedanken und Gefühlen also schuld daran, dass mein Körper krank geworden ist?“
Naja, irgendwie schon... Auch wenn ich das oft nicht hören möchte. Doch wir sollten den Blickwinkel auch hier erweitern:
„Zum Glück!“ sollten wir sagen. Denn NUR bei Dingen, auf die ich selber Einfluss habe, kann ICH auch was ändern und in anderer, gesünderer Richtung Verantwortung übernehmen. Hat nicht die Macht der, der die „Schuld“ hat? Dh. wenn ich immer andere und äußere Umstände für schuldig halte, habe ich dann eine reale Chance, dauerhaft glücklich zu werden? Wohl eher nicht. Mache ich mich so nicht total abhängig von den Launen des Lebens und anderen Menschen? Gebe ich so nicht freiwillig die Macht an diese ab? Und ich selbst bin ohne Macht der Willkür meines Umfeldes ausgeliefert - ohn-mächtig... ohne-Macht... Will ich das wirklich freiwillig? Möchte ich bei dieser Betrachtungsweise nicht lieber selber „schuld sein“, um die Macht über mein Leben wieder in meine eigenen Hände zu bekommen?

Oder wollen wir wirklich ein Leben lang ohne Macht bleiben? Ich nicht! Ich sehe dies eher als Chance in den Spiegel zu schauen, um eine Veränderung anzustreben. Ich möchte meine „Schuld“, also meinen Teil an dem Geschehen erkennen und damit alles verändern!
Ich möchte die Macht über mein Leben und meine Zufriedenheit allein in meinen Händen halten! Schuldig daran ist kein anderer! Diese Macht über mich gebe ich ihm nicht mehr!

Grundsätzlich würde ich jedem empfehlen, mit der Selbstreflektion schon zu beginnen, wenn es einem (noch) gut geht. Ebenso mit dem Üben der in dem Buch schon beschriebenen Entspannungsübungen für den Notfall oder den Zahnarztbesuch.

Wie gesagt, wenn ich erst mit Schwimmübungen beginne, wenn ich schon ins tiefe Wasser gefallen bin, weil ich immerhin die Theorie ja schon kannte, wird es sicher deutlich schwieriger zu überleben sein, wenn nicht gar unmöglich. Besser wäre gewesen, vorher schon zu üben, um dann relativ sicher zu sein, wenn´s ernst wird.

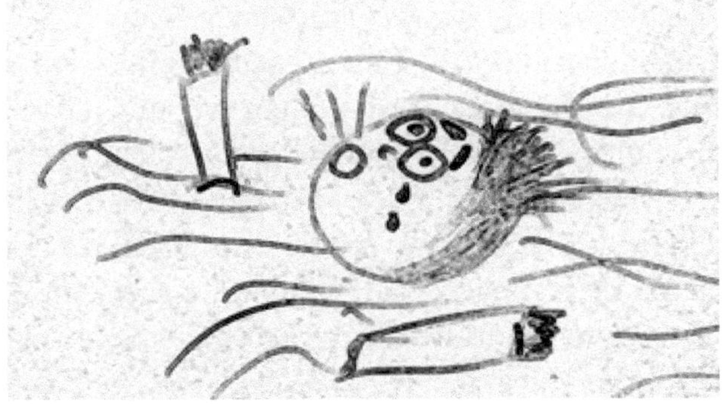

Ich hoffe wirklich, dass sich wenigstens noch einige Kolleg(inn)en mehr auch auf dieses Gebiet wagen – zu verlieren haben wir NICHTS! Es ist nur eine zusätzliche Chance. Ohne „Versprechen“ bzgl. Heilung!

Es sind leider zu viele zwischenmenschliche, undefinierbare Faktoren, die im Moment noch dagegensprechen, um es in eine Studie zu bekommen und so reproduzierbar zu machen. Wir können es nur ausprobieren und schauen, ob wir Zugang zu dieser Denkweise bekommen. Nur über die Menge an Erfahrungen können wir anfangen, daran zu „glauben“, weil wir es erlebt und gefühlt haben. „Wissen“ tun wir eigentlich nichts. Über Jahrhunderte glaubten wir immer wieder etwas zu wissen, um es nach einiger Zeit wieder revidieren zu müssen durch neues „Wissen“. Aber DIESMAL ist es die absolute Wahrheit! Denkste! Immer und immer wieder. Und viele Menschen mussten sterben, weil sie an neuen „Humbug“ glaubten. Humbug, der sich später allerdings oft bewahrheitet hatte. Und in dieser Denkweise sind wir seit Jahrtausenden. Wir halten unser aktuelles Wissen für die endgültige Weisheit schlecht hin und verbauen uns damit oft die Chance auf Wunder, Neuentdeckungen und Bewusstseinserweiterungen.
Bei all dem neuen, von vielen Medizinern verurteiltem, „Humbug“ der heutigen Zeit, sollten wir uns jedoch auch vor spiritueller Arroganz hüten. Auch dieses geglaubte „Wissen“ entspricht nur einer Momentaufnahme des gerade vorliegenden eigenen Bewusstseinszustandes. Es sind nur eigene Erfahrungen und Glaube, der selten für alle gleich gültig und auf alles übertragbar ist. Jeder geht den Weg der Erkenntnis auf seine Weise und in seiner Ge-

schwindigkeit. Dies sollte immer respektiert und sehr feinfühlig damit umgegangen werden. Auch ich war anfangs geneigt, etwas abzuheben durch dieses neue „Wissen". Hochmut kommt bekanntlich vor dem Fall. Je härter der Aufprall, um so bleibender ist die Lektion. Ja, ich bin vorsichtiger geworden. Doch trotzdem brennt für all das ein Feuer in mir, welches ich nicht mehr löschen möchte.

Ich bin mir sicher, wenn es eine reine Fallzahlstudie dazu geben würde, bei der sich der Tester vorab entscheiden könnte, wen er als Proband haben möchte, wäre die Erfolgsquote extrem hoch, denn es kommt bei diesen sensiblen zwischenmenschlichen Begegnungen grundlegend auf eine „gleiche Wellenlänge", Empathie und Offenheit des Patienten und des Behandlers an.

Seien wir doch offen für Neues – auch wenn wir es HEUTE noch nicht „beweisen" können...

Nachwort: Meine Intention, mein Publikum

Weil ich immer wieder von ängstlichen Neupatienten mit Tränen in den Augen höre:
„So eine Behandlung und Herangehensweise habe ich ja noch nie erlebt! Vielen, vielen Dank!!!“, „Damit müssen sie an die Öffentlichkeit gehen! Das wird vielen Angstpatienten helfen.“ „Wenn ich schon früher bei Ihnen gewesen wäre, hätte ich gar keine Angst haben müssen!“. Nach 1-3 Behandlungen spüren sie eine deutliche Besserung der Anspannung, was mir dann ihre Behandlungen auch leichter macht und Vertrauen gibt, meinen Weg weiter so zu gehen. Und sehr viele früher extreme Fälle von Panik - Patienten kommen mittlerweile gern zu uns.

Wer sich selber besser verstehen lernt, weiß im Laufe der Zeit, dass er mit diesem Gefühl nicht allein ist, sich für NICHTS zu schämen braucht und kann mit der Zeit entspannter werden, WENN er damit anfängt, sich das alles erst mal bewusst zu machen und auch anzunehmen! Auch wenn es sich manchmal nicht schön anfühlt. Befreiend ist es allemal.
Des Weiteren möchte ich alle Eltern dazu anregen, die Emotionen ihrer Kinder in voller Tragweite wahr- und anzunehmen, ihnen möglichst gefühlvoll zu begegnen und in solchen, für das Kind gefühlt bedrohlichen, Situationen NUR Halt zu geben OHNE zu bewerten! Ich erlebe es leider viel zu oft, dass Gefühle gerade von den Eltern bagatellisiert werden: „Siehst du, das war doch jetzt nicht schlimm.“, ohne eine Chance auf Widerspruch zu geben. Und ich muss leider zugeben, dass auch ich früher manch-

mal ähnliche Worte gewählt hatte, bevor mir das alles bewusst geworden ist. Auch falls doch mal bei der Behandlung ihrer Kinder niedermachende, unangebrachte, schädigende Worte (wie ausführlicher im Text beschrieben) gesagt werden sollten, bitte ich Sie, entweder einzugreifen oder die Behandlung zu unterbrechen. Sollte das nicht möglich sein, dann bitte zumindest im Nachhinein die eingefrorenen Gefühle der Kinder wie beschrieben auszugleichen.

Ebenso möchte ich hier meine Kolleg(inn)en ansprechen, die vielleicht selber auch an die eine oder anderer Grenze mit angespannten Patienten geraten oder sich vielleicht leider gar nicht bewusst sind, was manche ihrer Worte anrichten können (so wie es mir früher auch zum Teil ging). Zusätzlich kann es allen Beteiligten dabei helfen, die Freude am Beruf wieder zu finden. Falls sie verloren gegangen ist, aus Frust über zu viele unfreundliche Patienten, zu viel äußere Einschränkungen und Vorschriften, kann so der Fokus so vom Negativen weg wieder hin zum Positiven verschoben werden – es ist nur eine Option...

Ich habe immer die Wahl, ob ich mich über die dunkle Wolke an einem Sonnentag beschwere, oder ob ich in der Lage bin, im Dunkeln nach dem Licht zu suchen.

Meine Geschichte

Als ich vor knapp 10 Jahren im Alter von Anfang 40 begann über den Tellerrand hinauszuschauen, hätte ich mir nie träumen lassen, dass dies mein eigenes Leben derart beeinflussen würde. Ich hatte eine wohlbehütete, vermeintlich traumafreie Vergangenheit, war bis dahin vollkommen überzeugte reine Schulmedizinerin, wollte gern Menschen helfen, hatte aber anscheinend keinen blassen Schimmer davon, was es heißt, seine Berufung hinter dem Beruf zu finden. WIE erfüllend dies sein kann und wie viele innere Blockaden genau durch dies aufgelöst und verhindert werden können.

Ich war sehr gern Zahnärztin, beherrschte mein Handwerk, konnte gut mit Menschen umgehen, kam aber immer wieder an Grenzen - besonders bei Angstpatienten. Ich schaffte es zwar, ihnen bei Sanierungen zur Seite zu stehen, sie zum Durchhalten zu motivieren, aber nur sehr selten, bei ihren Gefühlen dauerhaft etwas zu verändern. Das Ende vom Lied war meist, dass sie zwar alles ganz tapfer „durchgezogen" hatten, dann jedoch wieder viele Jahre nicht zur Kontrolle kamen, was meist dazu führte, dass es beim nächsten Anlauf noch schlimmer war als am Anfang. Und die Angst und Scham ebenso. Das war eine Abwärtsspirale ohne Ausgang und leider viel zu oft ein „normales" Verhaltensmuster. Spezielle Fortbildungen brachten mir keine neuen Erkenntnisse: schmerzfreie Behandlung oder Narkose durchführen und psychologische Therapie empfehlen. Ersteres war kein Problem, zweiteres jedoch fast immer, da oft keine Bereitschaft der Patienten für eine Therapie vorlag, es eine oft sehr langwierige Therapie gewesen wäre und meist eh keine zeitnahen Termine zu bekommen waren.

Und genau da habe ich eben als Zahnärztin mittlerweile meine Berufung gefunden. Mit ganz einfachen Mitteln und vor allen Dingen mit sehr bildhafter Sprache - so habe ich auch versucht, dieses Büchlein zu gestalten, damit es ins Herz geht:
Mit dem Motto: „Den Menschen auf den Zahn zu fühlen. Manchmal muss man dabei ziemlich tief bohren, um an die Wurzel des Übels zu kommen und das tut leider oft weh. Doch nur so wird es von innen heraus heilen können.“
Auch um einen echten, tiefsitzenden Splitter zu entfernen, bzw. um an ihn heran zu kommen, muss man die Wunde ebenso leider manchmal tief neu eröffnen. Das tut in der Realität auch weh. Ganz ohne Schmerz gibt es oft keine tiefgründige Heilung.
Doch drinnen lassen ist meiner Meinung nach meist die schlechtere Option, denn dann weiß ich nie, was der Splitter unbemerkt noch für Schaden im Inneren anrichtet. So ist es auch mit den Seelensplittern. Wenn jemand bei der Suche zur Seite steht, wird der Schmerz auch erträglich sein. Jedoch extrem tief und direkt an lebensbedrohenden Stellen sitzende Seelensplitter sollten besser nur von einem Fachmann entfernt werden, als im Selbstversuch.

An meiner eigenen Geschichte erkenne ich, wie blind man eigenen Eiskindern gegenüber sein kann. Ich war immer davon überzeugt, nicht traumatisiert zu sein (bis auf die Ausreisezeit, Alter 16-20), besonders nicht in der Kindheit. Durch meine Aus- und Fortbildungen zur Kinesiologin z.B.,

die mit Zahnmedizin nur am Rande was zu tun hatten, begann ich Zusammenhänge zu erkennen, konnte anderen viel besser helfen, dachte aber immer noch, ich hätte keine eigenen Eiskinder. Ich doch nicht! Typischer Fall von „denkste"...
Eins nach dem anderen machte sich jedoch ab dem Moment bemerkbar, in dem ich bewusst beschlossen hatte, mich zu 100% ehrlich zu mir selber auf all das einzulassen. Erst kamen kleine Eiskinder sanft an die Oberfläche, dann immer stärker werdend. Blöd war nur, dass es erst richtig weh tun musste, Freundschaften zerbrachen und meine seelische Stabilität verloren zu gehen drohte, bis ich wirklich zu der Suche BEI MIR SELBER bereit war. Rückblickend hätte ich lieber früher angefangen. Aber manchmal brauche leider auch ich den harten Weg, um es zu kapieren.

Vielleicht mache ich ja dem einen oder anderen hier Mut, früher als ich mit der Suche nach der inneren Mitte anzufangen und eben nicht zu warten, bis alles erstmal zusammenbricht. Doch vielleicht musste es auch genau so kommen, wie es kam. Denn manchmal ist es leichter, etwas völlig neu von vorn zu ordnen, als etwas Bestehendes umzusortieren, ohne dass es dabei zusammenstürzt. Was ich rückblickend definitiv ändern würde, ist früher Hilfe von außen anzunehmen, viel mehr Dinge auszuprobieren und auf mein Herz zu hören. Ich sollte mich immer geborgen, verstanden, hoffnungsvoll und sicher fühlen, wenn ich die Sitzung wieder verlasse, auch wenn es zwischenzeitlich vielleicht sehr heftig war. Das ist zumindest meine Erfahrung und Meinung. Ist das nicht der Fall, dann sollte ich vielleicht die Technik oder den Begleiter wechseln. Und falls es nicht die richtigen, passenden Begleiter sind, dann ist es auch hilfreich, nach den zu Grunde liegenden Glaubenssätzen zu suchen. So hatte ich mir z.B. starke Begleiter gewünscht, zu denen ich „hochschauen kann“ - und was hab ich bekommen? Welche, die zu mir im Gegenzug „heab geschaut“ haben. Bis ich diesen Wunsch geändert habe: „Ich suche Begleitung auf Augenhöhe, die mich liebevoll unterstützen und schwimmen lehren!“. Seitdem nehme ich sehr gern auch mal eine helfende Hand an, weil die neuen Begleiter viel angenehmer sind und sich passender anfühlen. So hatte ich es mir eigentlich immer gewünscht. Konfrontativ sind sie ja trotzdem, aber auf eine wesentlich weichere, weniger verletzende Art. Dies ist der Dornenweg mit moralischer Unterstützung, Schutzausrüstung und Werkzeug.

Die meisten Patienten haben einen Höllen-Respekt vor uns Zahnärzten, schon fast Unterwürfigkeit. Sie stellen sich quasi „unter uns“ und uns auf ein künstliches Podest. Genau deshalb gehe ich bewusst davon runter und auf ihre Augenhöhe - und genau das erwartet eben keiner.

Diesem Überraschungseffekt habe ich es vielleicht zu verdanken, dass sich plötzlich Türen öffnen, die bisher nicht mal sichtbar waren. Diese sind meiner Erfahrung nach die Wege zu neuen Formen der Begegnung, zu ehrlicherer Verbundenheit, zu einem friedvollerem Leben.

Beispiele eigener, gefundener Eiskinder

Schon seit ich denken kann, hatte ich ein extrem ungutes Gefühl, wenn ich auf einer Bühne stehen musste. Das war alles aber noch erträglich, und ich hab mich durchgebissen. Bis es in einer Panikattacke bei mir endete – und das bei einem wirklich schönen Event: geplanter Elternchor bei der Konfirmation meines Sohnes, Generalprobe... in der folgenden Nacht Herzrasen, Albträume, Todesangst und völlig erledigt...

Dann bin ich auf die Suche in mir gegangen und hab ein Eiskind gefunden, welches in unserer Ausreisezeit vor der Kirche bei einem Bittgottesdienst draußen eingefroren ist. Wir (zumindest ein Teil von mir) wollten damals zwar von Menschen gesehen werden, die uns hätten helfen können, doch wenn wir von der Stasi gesehen worden wären, hätte das unser Ende im Knast bedeuten können. Also hab ich damals unbewusst den panischen, ängstlichen Teil vor der Kirche abgespalten, eingefroren und dort stehen gelassen, um unser Vorhaben durchziehen zu können. Genau so, wie es jeder in einer Kriegssituation tut, um zu überleben. Da ich anschließend mit keinem über meine Ängste, also diesen Anteil in Schockstarre gesprochen habe, blieb dieser Teil tief in mir vergraben und eingefroren. Nicht mehr greifbar. Nicht mehr bewusst. Und genau dieses Eiskind war plötzlich in der Kirchensituation zu spüren und ich hatte in dem Moment keinen blassen Schimmer, woher dieses Gefühl kam. Der Teil, der Panik hatte „in der Kirche gesehen zu werden“, bzw. sein Schutzdrache, der das auf jeden Fall vermeiden wollte, wurde spürbar. Er wollte mich dazu bewegen, diesmal besser zu flüchten, damit nichts passiert.

Nachdem ich, die Erwachsene und Kämpferin dieses Eiskind in Gedanken gefunden, in meinen Arm genommen und zu ihm gesagt habe:
„Ich bin so froh, dass ich dich jetzt hier gefunden habe! All deine Angst und Panik darf jetzt mal sein, ich fühle mit dir. Und ich halte dich, bis es dir besser geht, bis das Gefühl der Angst erträglicher wird. Die Situation in der du eingefroren bist, ist schon lange vorbei. Ich bin der starke Teil und wir haben das überlebt. Ich komme aus deiner Zukunft und ich kann dir sagen, das hier wird gut ausgehen und du wirst in Freiheit leben können! Dann bleibst du für immer an meine Seite und ich beschütze dich. Deshalb möchte ich dich jetzt mit in die Zukunft nehmen und dir zeigen, was sich alles verändert hat".
Während dessen eine Hand auf das Herz und eine auf den Bauch legen und langsam und tief ATMEN! Oder wie schon beschrieben die Arme überkreuzen, die Hände falten und über innen nach oben drehen – so wie Babys „gepuckt" werden.

Diese hochkommenden Gefühle sind teilweise echt heftig, Tränen laufen, das Atmen fällt schwer. Bewusst maximal ZULASSEN und sich „Halten bis es aus ist", aus-halten, dieses Gefühl würdigen, atmen, Geduld haben, sich selber Mut zusprechen. Die Welle wird wieder gehen! Zur Not vorher jemand informieren, dass er vielleicht zum Halten hinzukommen kann. Viele haben vielleicht Bedenken, dass man sich zu sehr rein steigert. Meiner Erfahrung nach pas-

siert das jedoch nur, wenn der Erwachsene in mir, dieses Gefühl eben NICHT haben will bzw. es nicht akzeptiert oder der liebevolle Erwachsene in mir noch nicht wirklich zu seiner Kraft oder Zugang zum inneren Kind gefunden hat. Dann wird es ein ewiger, heftiger Kampf werden. Genau wie ein Kind sich rein steigern kann, wird auch der Erwachsene dann entweder selber ein Drama aus allem machen (mitleiden statt NUR mitfühlen und besänftigen) oder es eben völlig bagatellisieren. Dann sind bei den realen Erwachsenen i.d.R. die eigenen inneren Kinder, deren Avatare (Angstdrache) oder nur der kalte, gefühllose Erwachsene aktiv. Diese Erwachsenen können gar keine liebevolle Stärke sich selbst gegenüber aussenden, die das innere Kind in dem Moment bräuchte. Außen wie Innen. Innen wie Außen. Da der Herzmensch noch nicht regiert.
Deshalb halte ich das Annehmen, gut zureden und Mut machen für so unglaublich wichtig. Das Annehmen und Lieben lernen von all dem, was wir so gar nicht haben wollen: Eifersucht, Traurigkeit, Wut, Ohnmacht, Inakzeptanz, Intoleranz, Enttäuschung, Hilflosigkeit, Verzweiflung usw.

Wichtig ist, WIE wir in Gedanken mit unserem inneren Kind sprechen! Respektvoll, aus der Beobachterperspektive heraus, verständnisvoll ohne zu dramatisieren, Mut machend, Halt gebend. Und falls ich nicht aus dem Gefühl bzw. der Perspektive des Kindes (Feldperspektive) herauskomme, dann immer den inneren Erwachsenen in mir das sagen lassen, was ich selber in dem Moment gern hören würde - was mir Mut machen würde. Hatte ich als Kind keine liebevollen, starken Eltern, an denen ich mich hätte orientieren können, so weiß mein innerer Erwachsener manchmal gar nicht die richtigen Worte. Dann sollte ich überlegen, welche erwachsene Person in meiner Kindheit ich mir an meiner Seite gewünscht hätte. Diese stell ich dann beim Visualisieren einfach neben meinen inneren Erwachsenen. Dieses Idealbild wird dann quasi zum Lehrer für meinen eigenen inneren Erwachsenen, bis er diesen Lehrer nicht mehr braucht. Selbständigkeit. Unabhängig.

Eine weitere, von mir erlebte Panikattacke trat auf während einer Langzeitblutdruckmessung (plötzlich Blutdruck von 190 und Herzrasen). Sie war ein Überbleibsel aus der Ausreisezeit. Ein eingefrorener Teil, der so „unter Druck" stand, weil er schon als Kind und besonders in der Ausreisezeit „ständig unter Kontrolle stand". Heute ist mein Herz dank all der gefundenen Eiskindern stärker denn je! In der Psychologie nennt man das in Extremfällen auch posttraumatische Belastungsstörung.

Und noch ein Eiskind hat sich folgendermaßen bei mir gezeigt: so war ich (mit über 30!) z.B. immer eifersüchtig auf den Hund meiner Eltern, welcher möglichst nie allein bleiben sollte. Ich fand meine Gefühle selber albern und nicht berechtigt, was es aber eher noch gesteigert hat. Man war ich wütend. Und ich hab nie verstanden, warum. Hätte ich damals schon mein Eiskind gefunden, welches eingefroren war, als ich noch recht klein war und mal allein daheimbleiben musste, hätte ich mich als Erwachsene „nicht so angestellt" ;) Nein! Genau diese Gedanken sollen wir ja vermeiden! Das war blanke Eifersucht aus einer alten Verletzung heraus. Ein Wutdrache hat den eingefrorenen ängstlichen Teil geschützt. Wir dürfen diese Gefühle würdigen lernen! Sie sind irgendwann mal aus einer Situation heraus entstanden und wollen erlöst und angenommen werden. Dann könnten wir uns viel öfters schmunzelnd zurücklehnen und unsere Umwelt beobachten, ohne deren Verhalten persönlich zu nehmen.

Zum Schluss noch ein letztes meiner Schattenkinder :
Vor einiger Zeit fühlte ich mich zu oft getrieben, Antworten zu finden. Mein Kopf stand unter Dauerstrom: Ich suchte die Ruhe, um zu mir zu kommen... um den Kopf mal abzuschalten...
Ich weiß nicht, WAS mich treibt... doch ich kann es nicht ändern. Ich kann nur versuchen zu entspannen…
Augen zu, tief und langsam atmen, Hände auf Herz und Bauch... Gefühl des Gehalten Werdens... Stille... Frieden... Alles gut… Plötzlich ein Geräusch, welches mich erschaudern lässt... Wind pfeift durch die geschlossene Tür... Eine Erinnerung flackert auf... ich bin klein... ziemlich klein... bei meiner Oma... es ist dunkel.... ich bin allein... der Wind pfeift durch die alten Fenster... Dachbalken knarren... die Vorhänge bewegen sich... Ich möchte nachschauen, ob was dahinter ist... Monster in meinem Kopf... Ich möchte „Klarheit bekommen und hinter die Kulissen schauen“... möchte Sicherheit durch Nachschauen, durch Erkennen... doch ich DARF NICHT... darf mich nicht bewegen... soll schlafen... „es geht mich nichts an“... „ich soll mich nicht so anstellen“... „meine Angst sei lächerlich“... ich darf dort NIE nachschauen... darf nicht schauen, was im Verborgenen liegt... darf nichts wissen... darf nicht erkennen... die Angst wird übermächtig... lässt mich in Schockstarre verfallen... wenn ich nicht atme, hört mich das Monster viel-

leicht nicht... wenn ich im Bett bleibe und nicht nachschaue, ist Oma lieb zu mir... so kann ich überleben... Tag für Tag... Nacht für Nacht... ich bewege mich nicht, ich schaue nicht nach, damit Oma nicht schimpft... Ich friere meine Angst und mein Bedürfnis nach Klarheit ein... Um zu überleben...
BIS es an der Zeit ist, dass es wieder auftauen darf...

JETZT IST DIE ZEIT! ZEIT DES ERWACHENS DER EISKINDER...
Der Windstoß war offensichtlich der Schlüssel/Trigger. Genauso, wie wir Zahnärzte es für viele Patienten sind. Und wenn wir schon die Knöpfchen bei den Angstpatienten drücken, warum sollten WIR dann nicht auch helfend zur Seite stehen? JETZT ist es Zeit, nochmal bewusst durch diese Angst und Verzweiflung zu gehen... sie nochmal zu fühlen...zu würdigen...zuzulassen... atmen... Tränen laufen lassen... halten... fühlen... zulassen... atmen... halten... atmen... BIS es von selbst wieder stiller wird.
Wieder eins meiner Schattenkinder befreit. Ein Stück weiter auf dem Weg in die Freiheit!
Jetzt nur noch mein "Wunsch" nach Klarheit statt „Zwang“ wie bisher... Ohne getrieben zu sein... Frieden... Eine gute Balance im Hier und Jetzt... so soll es sein...

Wenn man anfängt, die Schattenkinder zu suchen, zeigen sie sich immer leichter. Ich hatte deutlich mehr, als ich am Anfang glaubte, aber der Weg hat sich gelohnt. Zwei knappe Jahre intensiver Suche – und die heftigsten sind erlöst. Die meisten allein, manche mit Hilfe von außen, manche haben mich fast zerrissen. Aber nur fast. Alles, was mich

nicht tötet, macht mich nur stärker. Ich glaube daran, auch wenn es mal schmerzhaft ist. Statt Angst, Wut und Zwang im Leben: Mut, Hoffnung, Vertrauen und Gelassenheit!
Je mehr uns diesbezüglich bewusst wird, um so mehr kommen wir in unsere Mitte und können in vielen Situationen viel gelassener reagieren. Das wäre der Plan.
Die Umsetzung ist die größte Herausforderung, doch es lohnt sich, kann ich aus eigener Erfahrung sagen. Die Zeit der Suche ist aufregend und manche Strukturen werden zusammenbrechen, aber nur so kann es sich wieder neu ordnen. Wie ein Puzzle mit vielen formgleichen Teilen, welches nur falsch zusammengesetzt wurde und wir es deshalb nicht verstehen. Manchmal muss man es nochmal komplett zerstören, um es anschließend so aufzubauen, dass man das Bild auch erkennen kann ;).

Ich begleite gern meine Angstpatienten bei den ersten Wellen und sehr viele haben mittlerweile mit der HIM-Technik schon sicher schwimmen gelernt. In nächster Zeit habe ich Videos zu einer ersten Anleitung geplant, die hoffentlich vielen eine kleine Stütze bieten können. Denn wenn die eigene Visualisierung schwerfällt, Worten folgt man gern.

Mit all diesen Dingen werden wir Zahnärzte bei den Ängsten immer wieder konfrontiert und haben somit eine ganz besondere Chance.
Eine besondere Chance, etwas Besonderes zu tun, etwas, das Erfüllung bringt, etwas, das die Welt ein wenig heller macht.

Zusammenfassung

Als ich zu schreiben angefangen habe, war mir das eigene Erlebnis der Mandeloperation aus meiner Kindheit, welche gefühlt ohne eine helfende Hand ablief, nur zu einem Bruchteil bewusst. Durch das Schreiben kam auch bei mir vieles hoch. Dieses Erlebnis war wohl mein unbewusster Motor, es in meinem Beruf als Zahnärztin von Anfang an anders zu machen.
Und es war jetzt auch mein Antrieb, dieses Buch zu schreiben – weil so viele Menschen sich oft eine helfende Hand wünschen und sie dankbar annehmen. Nur so können sie ihre Angst verlieren und kommen mittlerweile gern zu uns. Aufhören, Gefühle der Angst (auch beim ZA) klein zu reden. Gefühle WAHRnehmen lernen und anderen dabei zur Seite zu stehen.

Wer kennt nicht ähnliche Situationen, in denen man sich hilflos fühlt, verzweifelt ist und am liebsten flüchten möchte, dies aber meist nicht tut? Momente, in denen man emotional überfordert ist und sich einfach nur eine helfende Hand wünscht? Eine einzige Hand, die einem Halt gibt, damit man nicht fällt, damit man einen Weg findet, mit der Situation umzugehen... eine die nicht wertet oder verurteilt... Wer wünscht sich das nicht?
Und da ist es egal, ob Erwachsener oder Kind.

Solche Situationen wurden früher leider oft von vielen, meist in der Kindheit, beim Zahnarzt oder eben bei Operationen erlebt.
Übrig bleibt eine Panik, eine Angst, fehlendes Vertrauen

oder zumindest dieses „komische, bedrückende Gefühl“.

Wenn Kinder solche o.g. Momente erleben, bleiben sie UNbewusst leider oft in diesem unerfüllten Bedürfnis „gehalten zu werden“ stecken. Sie frieren innerlich ein und tragen genau diesen Wunsch ein Leben lang unerfüllt im Herzen. Gut versteckt, sicher verwahrt, nur immer mal wieder spürbar in vergleichbaren Situationen. Und in solchen machen wir uns dann oft selber nieder: “Was stell ich mich denn überhaupt so an?“, ohne uns je selber verstehen zu lernen.

Rückwärts betrachtet macht es jetzt auch Sinn für mich, dass ich mich selber beim Arzt überhaupt nie konzentrieren konnte. Und von dem dort Gesagten immer nur einen kleinen Teil aufnehmen konnte. Fast so, als ob ich dort nie ganz „bei mir war“. Unbewusst völlig überfordert, obwohl ich vom Fach bin. Und mir war nie klar, warum „ich mich so anstelle“. Bis jetzt! Eine OP meiner Tochter hat mir gezeigt, dass da wohl in mir immer noch ein Teil „eingefroren“ war, ein Eiskind, welches mich mit seinem imaginären Angstdrachen unbewusst in den Fluchtmodus schalten wollte. DESHALB konnte ich mich nie richtig konzentrieren. Die Flashbacks meiner eigenen Gefühle, haben es mir ins Bewusstsein geholt. Nur so hatte ich eine Chance, alles aufzulösen.

Solch eine „gefühlsauslösende“ Situation kann schon der drohende Besuch bei einem ZA sein, oder ein Geruch, Geräusche, Gedanken, Worte, Gesten, das Licht usw.

Obwohl mein Kopf vielleicht weiß, dass diesmal nichts Schlimmes passieren wird, fühlt dennoch mein Herz anders und ich bin gefangen in meiner Angst und „außer mir“. Ein unbewusster Fluchtmodus ist innerlich eingeschaltet und mein Verstand kämpft mit aller Macht dagegen, was es nicht besser macht. Besonders kritisch wird es, wenn wir im Laufe unseres Lebens in weitere, ähnliche Situationen geraten. Dann wird dieser unerfüllte, unbewusste Wunsch nach Flucht oder nach Verständnis und Halt von Mal zu Mal stärker.

In solchen beängstigenden Situationen beim ZA oder wo anders mal ganz bewusst Angreifen oder Flüchten zu dürfen, unseren Ur-Instinkten zum Überleben Raum zu geben, oder eben jemand, der einem eine helfende Hand reicht, das wären schöne Lösungen. Doch leider waren das in der Kindheit meist keine realen Möglichkeiten. Es blieb nur bei den unerfüllten Wünschen ohne Ausweg. So konnte ich nur einfrieren, um zu überleben.

Vielleicht fang ich dann irgendwann sogar an, mich vor den Zahnarztbesuchen zu drücken und machte damit alles, nur noch schlimmer, da noch mehr kaputt geht. Mein Kopf weiß das alles, doch meine Angst gewinnt. So kommt irgendwann noch Scham hinzu, für alles, was schon kaputt ist und dass Wissen, dass ICH selber schuld bin. Was es dann allerdings noch um ein Vielfaches schwerer macht, mal wieder zum Zahnarzt zu gehen. Teufelskreislauf.

Doch wirklich bewusst mit aller Konsequenz haben sich die Wenigsten für diese Vermeidungstaktik entschieden! Es ist eher ein UNbewusstes Verdrängen. Daher ist „Schuld“ ein großes Wort. Nennen wir es besser Verantwortung.

Wenn mir als Kind mit Macht alle schwachen Gefühle wie Angst u.a. verboten wurden und ich so stark genug wurde, um sie mir selbst zu verbieten, dann schaffe ich es vielleicht, mich mit aller Macht zu „überwinden“ und weiterhin trotz des komischen Gefühls zum ZA zu gehen, oder mich umgibt Eiseskälte, weil alle Gefühle eingefroren sind. SCHÖN und angenehm ist das beides jedenfalls nicht! Daher auch meine Titelwahl. Denn die wenigsten gehen bisher GERN zum ZA.

Ich kann dieses Gefühl der Ohnmacht – also „ohne - Macht“ zu sein (weil ich den Ur-Instinkten Angriff oder Flucht nicht nachgeben kann) und diesen Wunsch nach Verständnis dann entweder weiterhin wegdrücken und mein komisches Gefühl und die Angst ein Leben lang behalten, ODER alldem mal Raum geben und es mir endlich bewusst machen, zugeben und annehmen.

Denn nur für Dinge, die mir bewusst sind, kann ich auch Lösungen finden.

NUR dann kann ich was ändern und aus dem Teufelskreis ausbrechen.

DIESE Entscheidung darf ICH treffen: weiter kreisen und weiter leiden, oder anfangen, eine Ausfahrt zu suchen und diese auch zu nehmen.

Oft hindert mich jedoch die Angst vor dem Unbekannten daran, neue Wege zu suchen und zu gehen. Das gilt übrigens für sehr viele Menschen. Und noch viel schwerer wird dies, wenn von Behandlern manchmal kein oder zu wenig Verständnis und Mitgefühl gezeigt wird. Auch wenn ICH selber meine Angst nicht mitteile, sondern vielleicht aus Scham heraus extrem gut verstecke, kann ich mit meinem Gefühl gar nicht wahrgenommen werden. Letzteres ist öfters bei Männern der Fall, da fast jeder mit der Aussage geprägt wurde: „Stell Dich nicht so an!“. „Du darfst keine Gefühle nach außen tragen, das geht keinen was an!“ oder „Du musst immer stark sein!“, „Ein Indianer kennt keinen Schmerz!“. Was dabei besonders schade ist, dass ich in dieser Schockstarre nette Gesten oft nicht mal wahrnehmen kann und gut gemeinte Ratschläge gar nicht im Herzen ankommen, weil ich einfach nur schnellstens hier wieder raus möchte. Die Scheuklappen blenden oft alles Hilfreiche aus.

Grundsätzlich ist das Ausblenden auch ein Ur-Instinkt und überlebensnotwendig, da wir sonst irgendwann einen Kurzschluss wegen Reizüberflutung im Gehirn bekommen würden. Das würde einem überlasteten Arbeitsspeicher entsprechen. Nur wenn das eben falsch programmiert ist und hilfreiche Dinge ausgeblendet werden, dann wird es schwierig. Dafür müssen die Prioritäten des Arbeitsspeichers umprogrammiert werden. Um das durchzuführen, MUSS ich jedoch wieder genau hinschauen, auf welchem Müll ich bisher den Focus hatte und was ich dementsprechend ausmisten kann, um Platz zu schaffen für wirklich wichtige hilfreiche Dinge.

Und genau deshalb wäre es für viele so wichtig, dass ihnen ganz bewusst mal einer zur Seite steht oder sie ein Buch auf den Ausweg aufmerksam macht:
Jemand, der plötzlich von sich aus eine Hand und Werkzeuge reicht, die Bedürfnisse wahr nimmt und sie vor Augen führt mit ganz viel Verständnis und Mitgefühl, Mut macht, einen neuen Weg zu suchen, beisteht und Halt gibt, BIS man selber die Kraft gefunden hat, eine Vollbremsung zu machen, die Ausfahrt aus dem Kreisverkehr zu nehmen und sich die Werkzeuge passend gemacht hat.

Jedes Kind wünscht sich doch in solchen Momenten einen liebevollen Erwachsenen, der diese Rolle übernimmt. Und jeder Erwachsene trägt dieses eigene innere Kind ein Leben lang in seinem Herzen. Und genau diese inneren Kinder, die in der Kindheit in Schockstarre gegangene Eiskinder, sitzen jedes Mal mit auf dem Behandlungsstuhl!

Mir war lange nicht bewusst, dass neben dem Kind in mir auch ein Erwachsener in mir existiert, der mir in solchen Situationen die Hand reichen kann. Doch bis dieser in mir mit dem Kind verbunden, „voll funktionsfähig“ und liebevoll ist, braucht es eben manchmal eine helfende Hand von außen. Einfach so. Unerwartet.
Heilsam, da Angreifen oder Flüchten nicht wirklich zum Ziel führen würden und daher keine Optionen sein sollten.
Entspanntes Lachen beim Bohren und Behandeln wird möglich!
Und genau für dieses Thema möchte ich die Menschen sensibilisieren.

Ich möchte anfangs eine helfende Hand von außen reichen und ich möchte meine Kolleg(inn)en motivieren, ebenso zu diesen Zahnärzten für Körper, Herz und Seele zu werden.

ALLES kann sich ändern!

Vom angeblichen Sadisten zu helfenden Händen...

Einen wirklich liebevollen, erwachsenen Herzmenschen wird es in der Realität NUR geben, wenn Frieden im Inneren zwischen Kind und Erwachsenem herrscht!

Seien wir alle doch solche liebevollen Menschen, die sich auf die Suche nach den Eiskinder machen, um dieses auszufrosten. Warum auch nicht? Was haben wir zu verlieren?

Eine Hand auf das Herz, eine auf den Magen und dort die Wärme rein lassen!

Denn *ohne Wärme* im Herzen und *ohne Sonne* im Sonnengeflecht:
entsteht ein kaltes Herz und unser Strahlen erlischt...

TRAUT EUCH GENAU **DAS** ZU ÄNDERN:
EIN WARMES HERZ UND STRAHLENDE AUGEN...

SEID ALLE SELBER DIE VERÄNDERUNG, DIE IHR EUCH FÜR DIE WELT WÜNSCHT! (M. Gandhi)

Besonderer Dank geht an:

- meine ganze Familie, die mir immer den Rücken freigehalten hat,
- meine Freundin Katrin Wennagl, die das Cover entworfen hat,
- Prof. Dr. Dr. Ruppert, der mir als professioneller Erstleser viel Mut gemacht hat,
- Herrn B. B., der es aus den Augen eines Patienten als Erstleser beurteilt hat und mir zugesprochen hat,
- Herrn T. B., der mich sehr ehrlich und kritisch auf den Weg gebracht hat, die beste Version meiner Selbst zu werden,
- all meine Freunde, die immer hinter mir stehen und mich bestärken,
- mein ganzes Praxisteam, welches meinen Traum verwirklichen hilft und ihn jeden Tag mit mir lebt,
- all meine Patienten, denen ich voller Dankbarkeit für Ihr Vertrauen jeden Tag gern zur Seite stehe und die mich angespornt haben, dieses Buch zu schreiben,
- Herwig Mayr, der mir als Hypnotiseur und guter Freund bei Selbstzweifeln immer weitergeholfen hat,
- Ralf Laufmann, der meine ersten Erfahrungen in Hypnose begleitet und immer an mich geglaubt hat,
- Frau Dr. Eismann, die mir mit der Kinesiologieausbildung die erste Tür zu einer neuen Sichtweise geöffnet hat,
- Toril Lutz, die mich kinesiologisch unterstützt hat,
- an das Universum, dass es mir immer wieder Türen öffnet, wenn ich mal nicht weiter weiß oder die Hoffnung zu verlieren drohe.

Literaturhinweise/Quellenangaben zum Nachschlagen:

Becker, Jan (2015). Du kannst schaffen, was du willst: Die Kunst der Selbsthypnose. Piper Paperback Verlag.

Borgen, Deborah (2013). Magical Moments: Discover How to Easily Create More in Your Daily Life. Morgan James Pub.

Caffin, Michèle (2011). Was Zähne zeigen. Aurum Verlag.

Dahlke, Dr. Rüdiger (1996). Krankheit als Symbol: Ein Handbuch der Psychosomatik. Symptome, Be-Deutung, Einlösung. C. Bertelsmann Verlag.

Dogs, Dr. med. Christian Peter und Nina Poelchau (2019). Gefühle sind keine Krankheit: Warum wir sie brauchen und wie sie uns zufrieden machen. Ullstein Taschenbuch.

Fritzsche, Thomas (2016). Wer hat den Ball?: Mitarbeiter einfach führen. Verlag Herder.

Long, Aljoscha und Schweppe, Ronald (2011). NLP macht Kinder stark: Magische Tricks bei Ängsten, Mobbing und Schulproblemen. Südwest Verlag.

Richter, Damian (2020). DAMIAN RICHTER Buch Go: Der Startschuss in dein neues Leben! (H. Scherer, A. Robbins). Fin to Date.

Ruppert, Prof. Dr. Franz (2014). Trauma, Angst und Liebe:

unterwegs zu gesunder Eigenständigkeit. Wie Aufstellungen dabei helfen. Kösel-Verlag.

Stahl, Stefanie (2015). Das Kind in dir muss Heimat finden – Der Schlüssel zur Lösung (fast) aller Probleme. Kailash Verlag.

Stahl, S.; Tomuschat, J. (2018). Nestwärme, die Flügel verleiht, Halt geben und Freiheit schenken – wie wir erziehen ohne zu erziehen. GU V. GmbH.